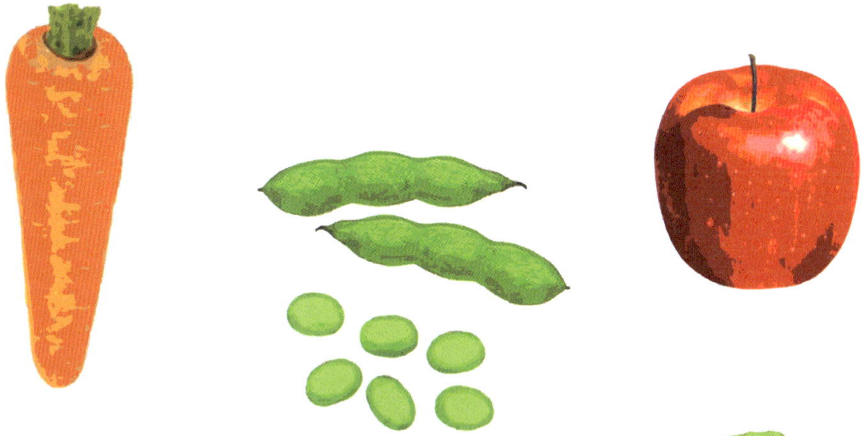
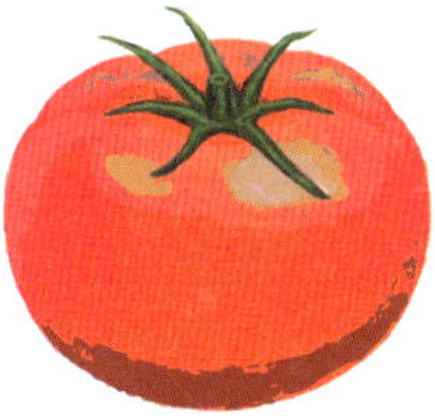

你想知道的
食材與營養知識

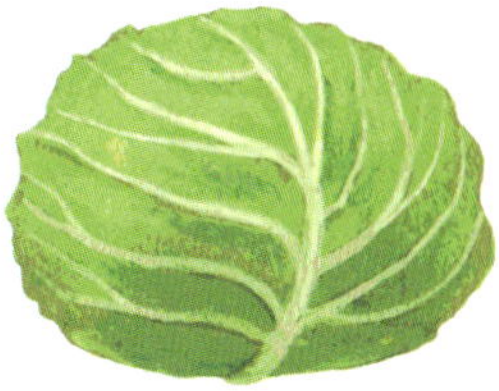

監修
營養師
牧野直子

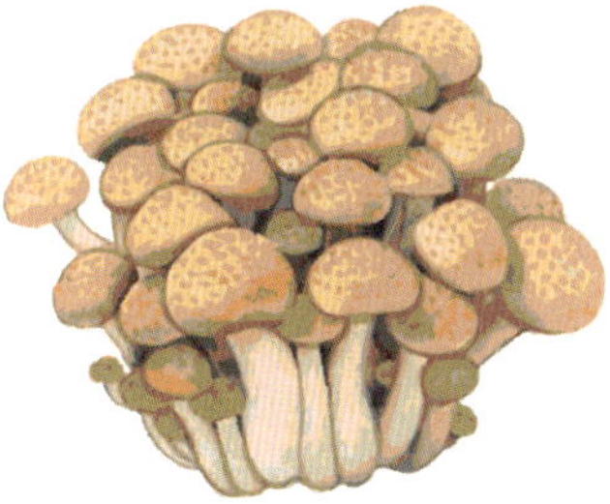
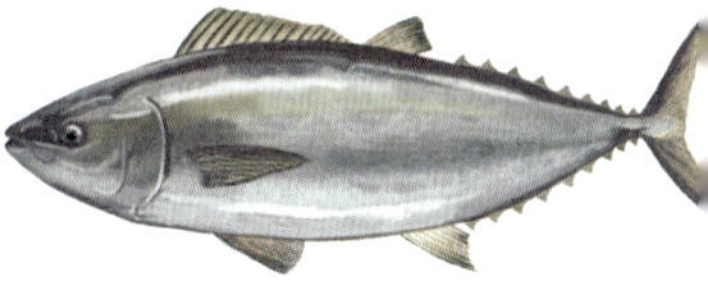
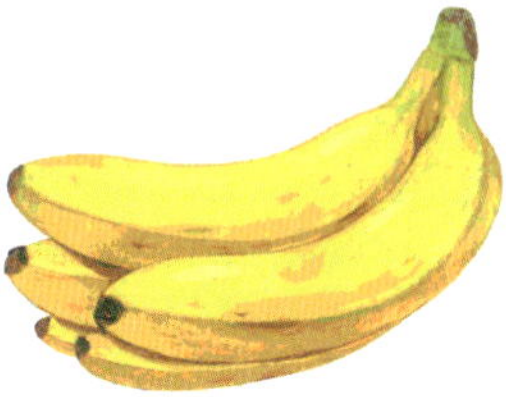
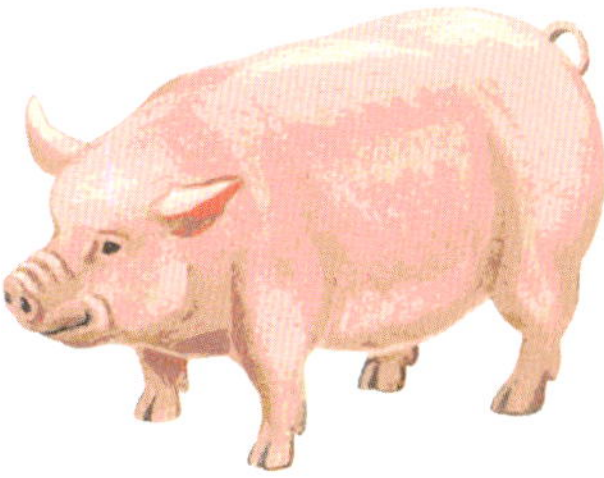
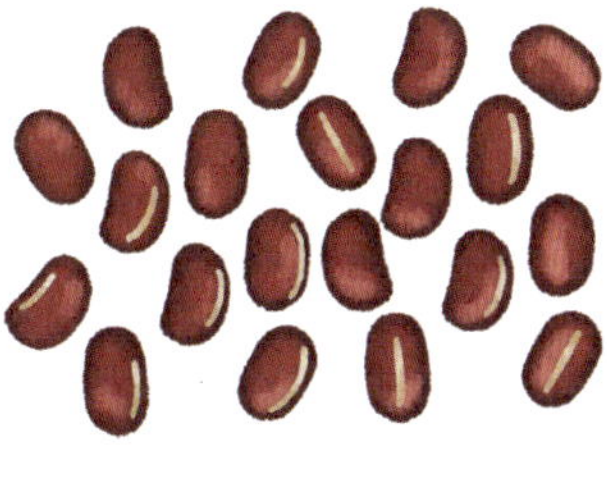

晨星出版

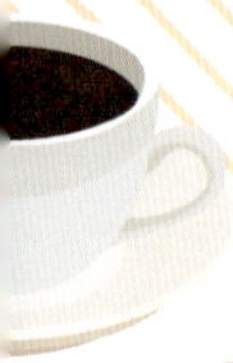

CONTENTS

PART 1 透過最新研究掌握的營養素新常識！

006 新型營養失調的可怕之處
008 食品的包裝標示，隱藏著乍看下讓人不易識破的話術
010 光喝高蛋白飲品行不通
012 肥胖的原因在於3歲以前的飲食
014 午餐吃甜點和下午3點吃點心就不必有罪惡感了
016 把碳水化合物留到最後吃才容易瘦！
018 魚罐頭的湯汁是鮮味與營養素的寶庫！
020 多酚的抗齡效果僅能維持幾個小時
022 「累了就吃甜食」是不良的飲食習慣
024 腦筋好的人都會吃早餐
026 茶色食材所含有的醣類不會讓血糖急速上升
028 只有攝取鈣質絕對無法打造強健的骨骼！
030 靠著維生素B_6和B_2，蛋白質和脂質就能立刻轉換為能量
032 只要喝咖啡就能減重!?

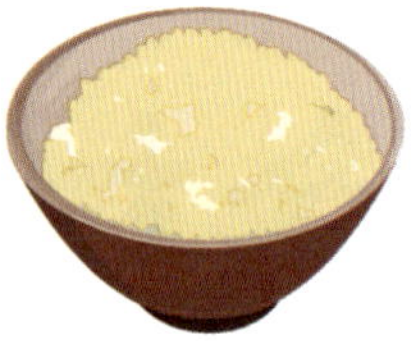

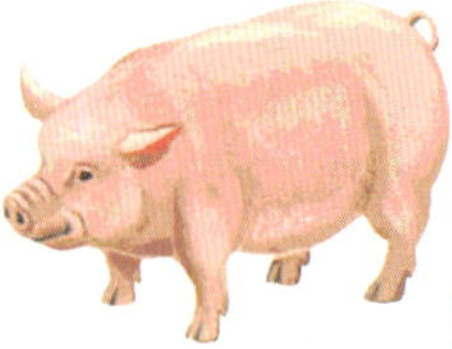

PART 2 發掘！食材的效果～確有其事大事典

036 一餐可吸收的蛋白質上限約為20 g
038 醣類的最佳拍檔是帶一點油花的豬肉
040 吃亞麻仁油有益健康
042 腸內環境的好壞全看膳食纖維
044 利用動物肝臟與黃豆製品，燃燒多餘的脂肪！
046 美容與年輕的祕訣是酪梨與杏仁
048 特保到底是什麼？
050 只攝取膠原蛋白無法獲得任何美容效果
052 能夠預防宿醉的最佳下酒菜是鰹魚和雞胸肉
054 維生素C之王不是檸檬而是青花菜！

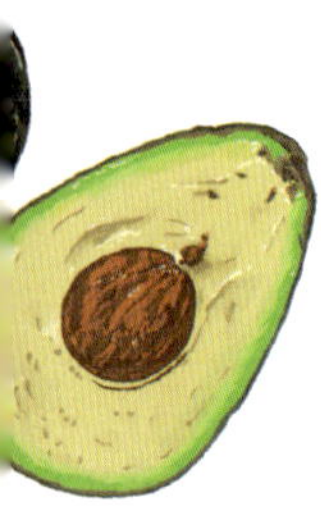

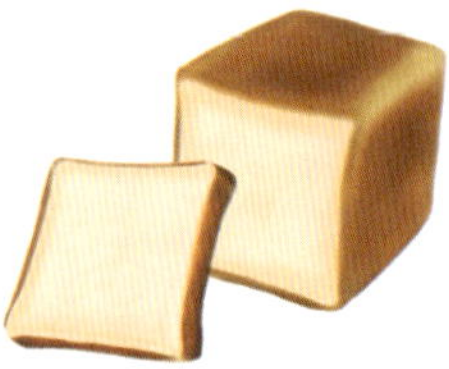

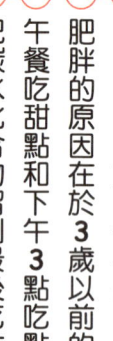

PART 3 吸收率不斷上升！最強調理法大公開

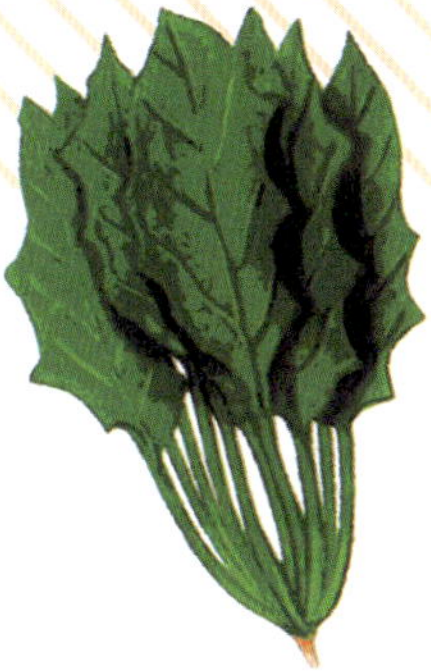

058 菠菜一定要整株加熱！
060 使用油脂烹煮帶皮的紅蘿蔔，營養吸收率可提升8倍！
062 青椒縱切所攝取到的營養最多
064 味噌湯是完美食品
066 讓人流愈多淚水的洋蔥對身體愈好
068 先看看主菜，再決定要不要淋上油脂
070 生食生薑可發揮優秀的殺菌作用 加熱就能提升促進血液循環的作用
072 蔬菜湯讓所有的營養都無處可逃

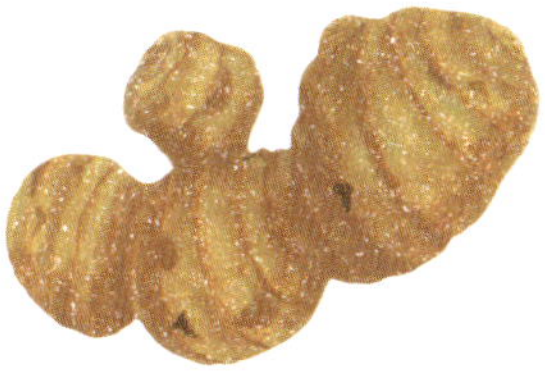

PART 4 讓營養價值不流失！冷凍與冷藏保存術

076 冷凍保存的鐵則是新鮮、密閉、迅速
078 液體適合倒進製冰盒裡，分成小份量保存 利用鋁盤盛裝食材也可縮短冷凍時間！
080 不是所有的蔬菜都適合放冰箱
082 水煮、切碎、磨成泥等 快速調理冷凍蔬菜
084 冷凍會濃縮番茄、菇類的鮮味
086 蛋和豆腐冷凍後會變得更美味!?
088 和水果一樣，很適合冷凍的納豆、酪梨、優格
090 蜆仔冷凍後營養價值會提升
092 剩菜變身冷凍術
094 乾燥蔬菜、乾香菇的營養 因乾燥保存而水漲船高

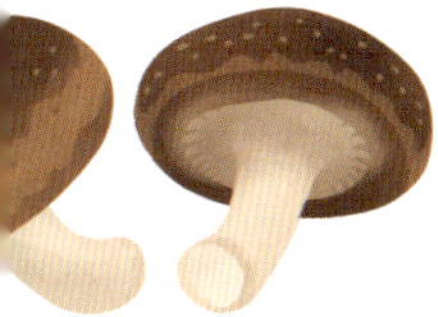

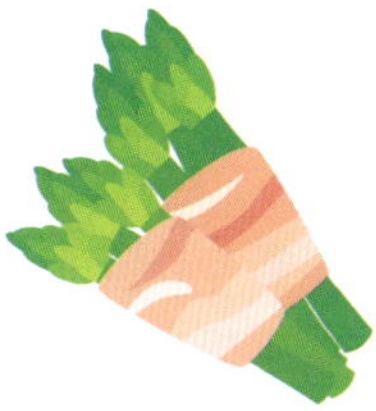

PART 1

從匪夷所思的新型營養失調，到食品標示的奧祕一次說給你聽

營養素新常識

從蔬菜、肉類、魚類所含營養的觀點出發，介紹有效運用食材的方法。其中更是精心挑選了許多令人驚喜不為人所知的食材效果。

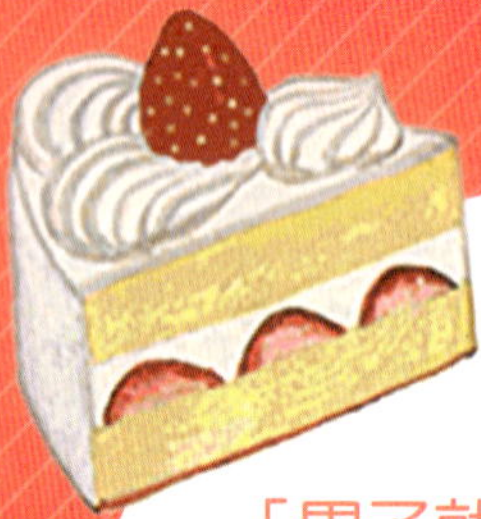

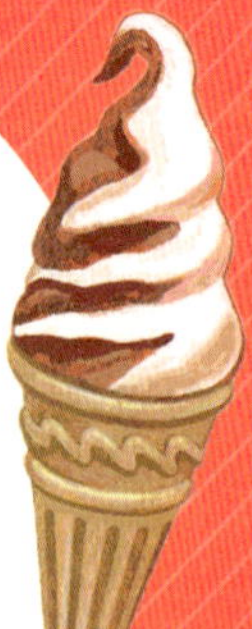

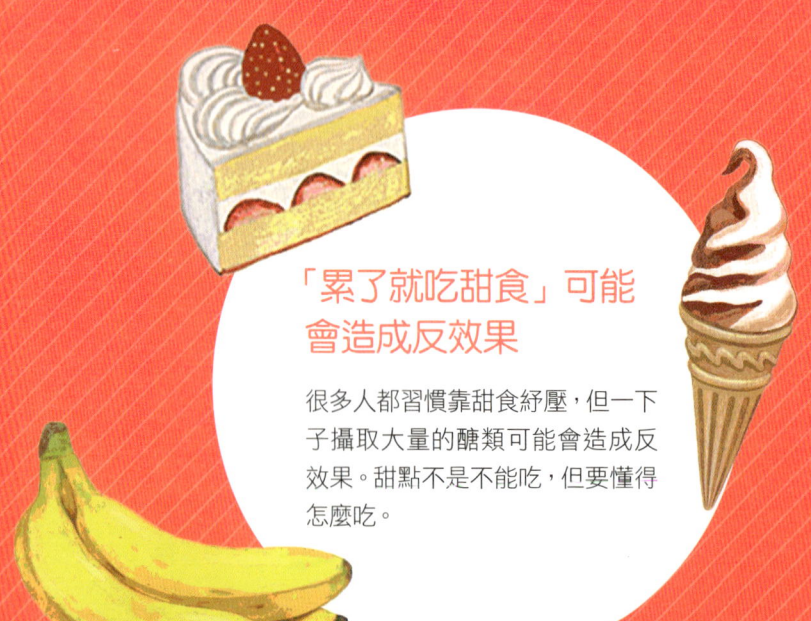

「累了就吃甜食」可能會造成反效果

很多人都習慣靠甜食紓壓，但一下子攝取大量的醣類可能會造成反效果。甜點不是不能吃，但要懂得怎麼吃。

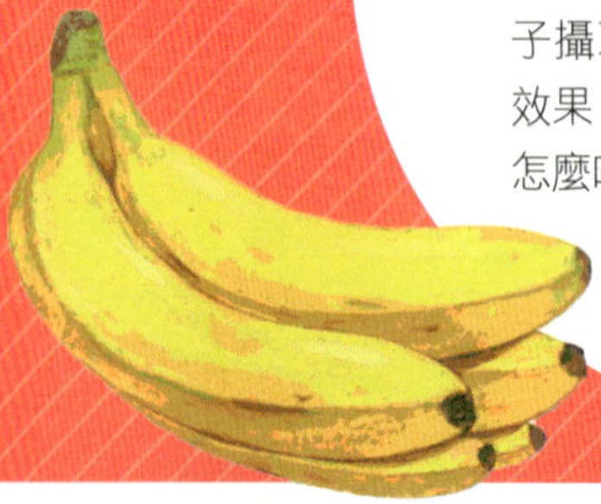

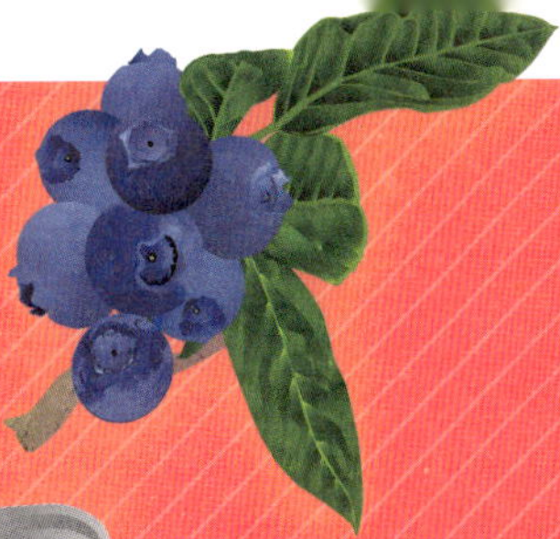

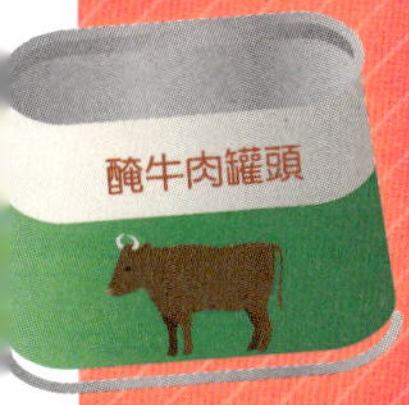

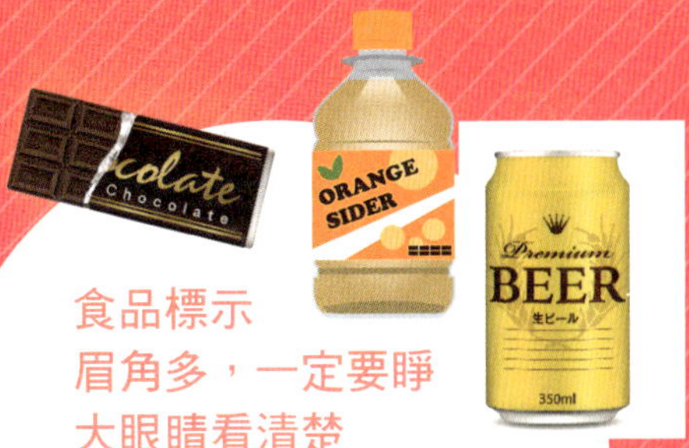

食品標示
眉角多，一定要睜
大眼睛看清楚

營養成分標示和原料標示的學問很多，如果沒有正確解讀可能會產生誤解。為了獲得有關營養成分的正確資訊，請務必掌握查看的方法。

只要改變吃法和時間，就能擁有健康的身體

透過最新研究已經知道了！

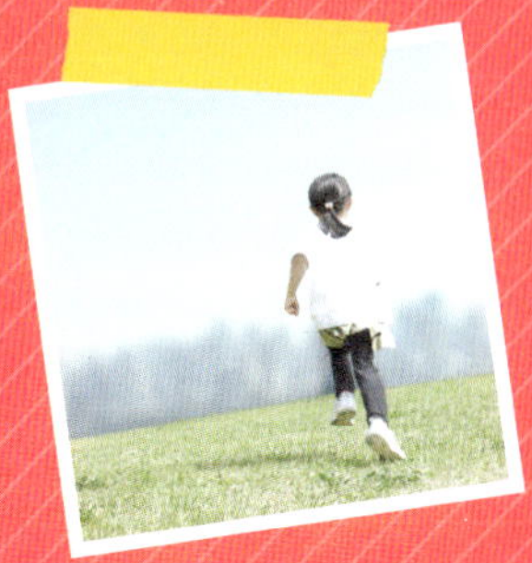

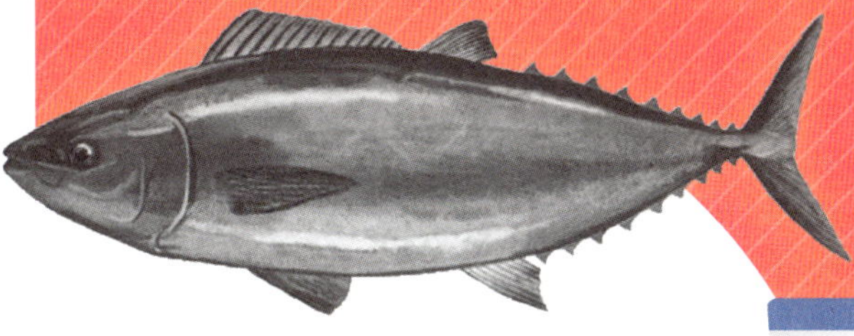

單獨攝取蛋白質沒有
太大的意義

乳清蛋白飲等蛋白質補充品是近幾年很熱門的保健食品，其實光是攝取蛋白質無法將之轉換為能量。

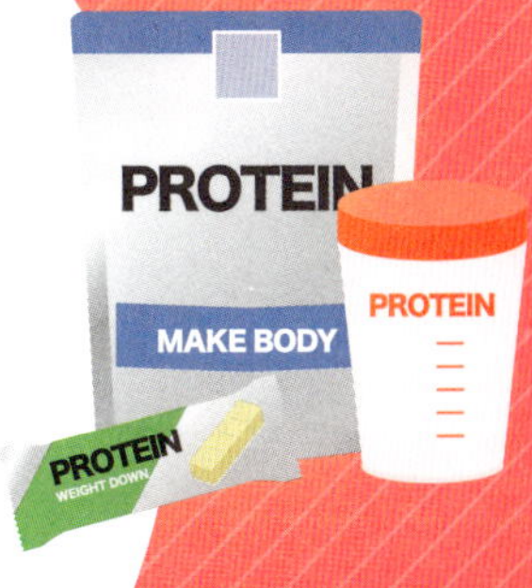

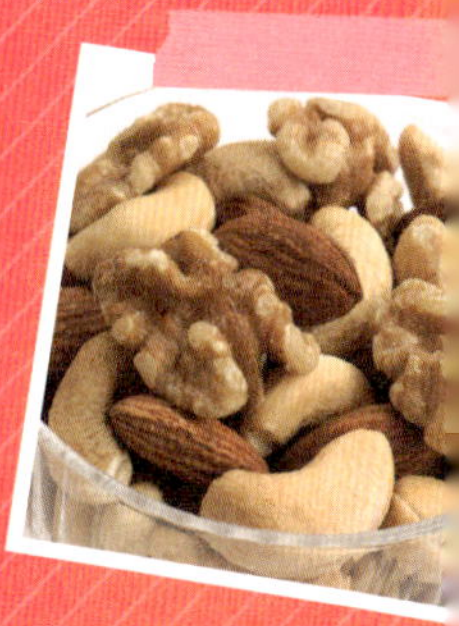

新型營養失調的可怕之處

雖然是高熱量，卻是零營養!?

現代人的飲食生活醣類和脂質都攝取過量！

自己習以為常的飲食習慣其實一點也不健康!?
營養不足已經是現代人的通病

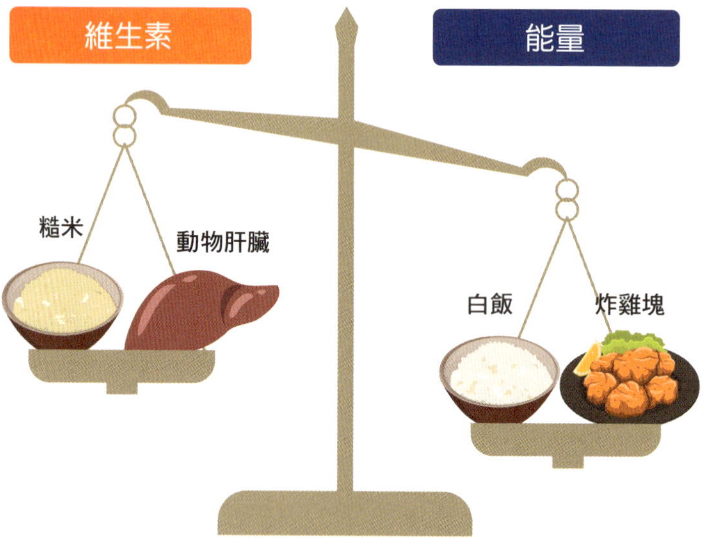

購買超商熟食或速食解決一餐，對現代人已是家常便飯；但這些「空有熱量」的食物吃多了，會造成膳食纖維與維生素攝取不足的營養不良。

如果不攝取維生素、鈣質就會陷入惡性循環

隨著時代的發展，現代人的飲食多半不虞匱乏，但是飲食不均衡的人卻愈來愈多。

超商熟食和速食大多是高醣高油脂食物。但能夠攝取到的維生素、膳食纖維、鈣質相當有限，所以會造成營養不良。請各位對這種「新型營養失調」務必不可掉以輕心。

攝取不足的營養素是膳食纖維與維生素B群

維生素B_1的作用是把米飯、麵包轉換為能量

把碳水化合物轉為能量

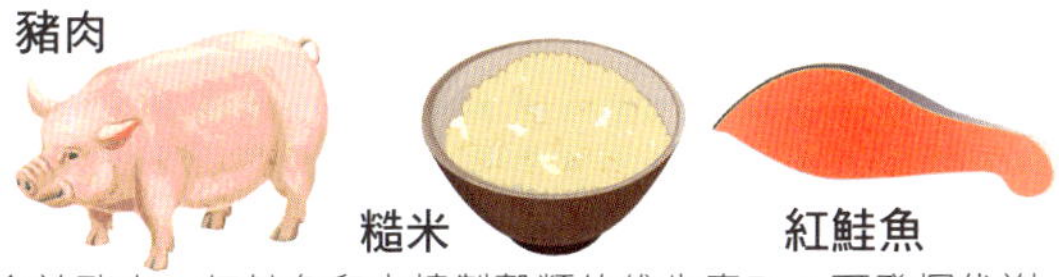
豬肉
糙米
紅鮭魚

含於豬肉、紅鮭魚和未精製穀類的維生素B_1，可發揮代謝醣類、將碳水化合物轉為能量的作用。醣類若沒有轉換為能量，就會轉變為脂肪。

一旦缺乏……

- 腳氣病
- 魏尼克腦病
- 容易疲倦　等

除了造成肥胖與焦躁不安等，如果嚴重缺乏，甚至會引起步行困難與意識障礙。

維生素B_2的作用是把肉類和油脂轉換為能量

把脂質轉換為能量

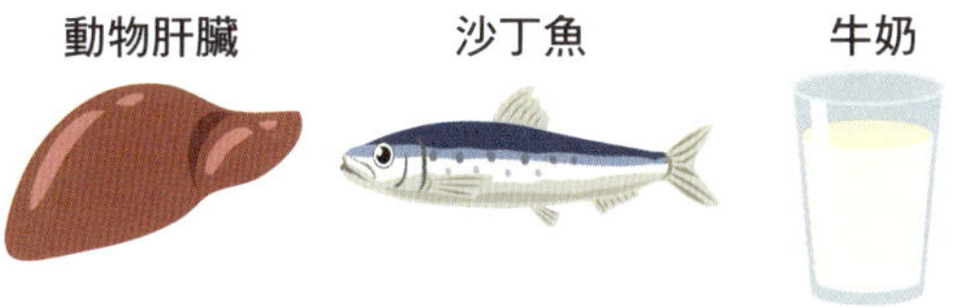
動物肝臟
沙丁魚
牛奶

富含於動物肝臟、鰻魚等精力食物的維生素B_2，能夠把脂質轉換為能量。

一旦缺乏……

- 口角炎
- 冰冷症
- 便祕　等

維生素B_2不足會使甲狀腺無法維持正常的活性，除了造成新陳代謝失調，也會促成口角炎發作。

富含膳食纖維與維生素的蔬菜、水果

膳食纖維的作用是整頓腸道

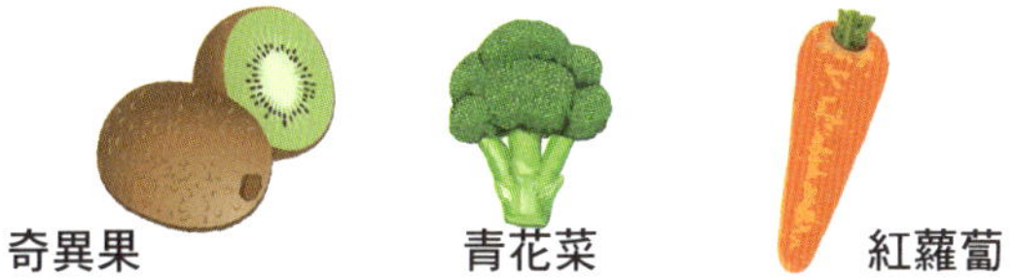
奇異果
青花菜
紅蘿蔔

膳食纖維不會在胃和小腸消化，而是會抵達大腸，發揮整頓腸道的效果。另外也有抑制血糖急速上升的效果。

一旦缺乏……

- 糖尿病
- 便祕
- 痔瘡　等

膳食纖維攝取不足會使腸道環境惡化，不但提高便祕和痔瘡的機率，罹患生活習慣病的風險也增加了。

營養成分、原料等——

食品的包裝標示，隱藏著

食品標示的3大注意事項

- 注意營養成分標示是以「每g」表示
- 成分標示的順序以含量多寡進行排序
- 表記為0的項目要特別注意

營養成分標示	每100g
熱量	160kcal
蛋白質	4.5g
脂質	5.6g

成分標示的單位並非統一

每100g是100kcal

內容量　300g

全部吃完就攝取了300kcal

成分標示並不一定以一餐份或總量表示，標示方式依商品而異，必須仔細確認。

「每100g」並不等於一餐份

看懂食品標示才能正確判斷成分好壞

消費者在判斷拿在手上的食品是否健康或有沒有營養時，首先應該做的是看看貼在背面的營養標示。但是，很多人可能沒想過，其實包裝上的營養標示也有陷阱。例如營養標示並不是以總量當作單位；標示的內容看似健康，其實危害健康的要素很多。請各位務必掌握營養標示與成分標示的正確解讀方法，以確保自己能夠買到營養均衡、有益健康的食品。

乍看下讓人不易識破的話術

成分標示的順序以份量多的優先

原料名稱

小麥、砂糖、澱粉、醬油／調味料（胺基酸）、甜味劑（甜葉菊）……

成分標示的順序，以含有量的多寡排序。舉例而言，如果發現砂糖的排序非常前面，就必須特別注意了。「／」以下是添加物的標示。

「／」以下是添加物的標示

即使是零醣，也不保證一定沒有嘌呤（普林）

無糖和零醣是兩回事

無糖

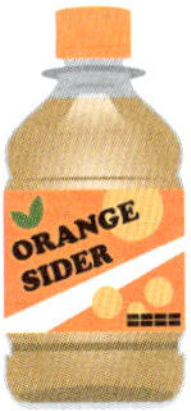

即使標示為「無糖」，有時卻含有醣類，請特別注意。

可能含有醣

確認有沒有嘌呤、人工甜味劑

零醣

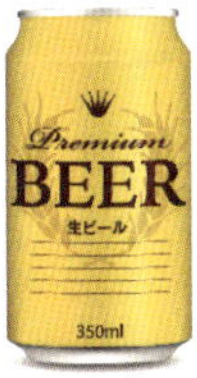

即使是零醣啤酒，也可能含有大量的人工甜味劑和嘌呤。

0 kcal

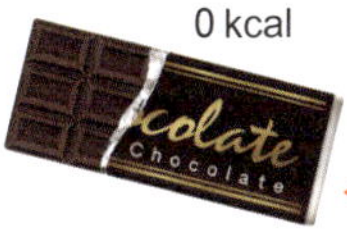

即使是零卡，但有人認為人工甜味劑會造成肥胖。

人工甜味劑會促成肥胖

看到標示為0更要當心

即使貼標的標記為零，但是卻含有其他成分。到頭來也可能是不健康的食品。請務必確認清楚再買。

日本的標示基準比世界其他國家寬鬆

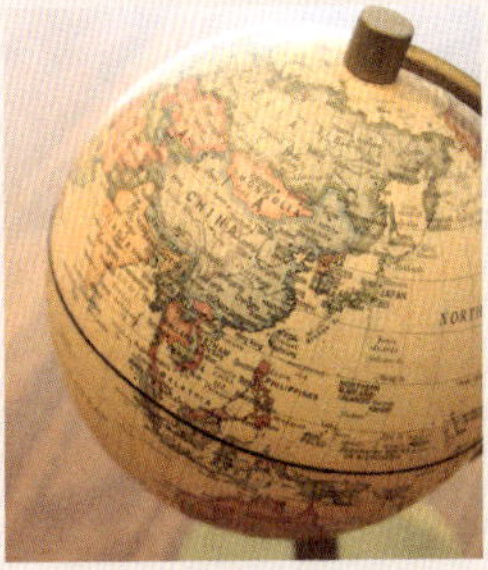

日本的產品在國際上一向以「安全、安心」的形象著稱，殊不知在食品標示與規範方面，卻傾向落後許多國家。相較於歐美各國針對過敏原與添加物的標示義務制定了非常詳盡的基準，日本的基準卻寬鬆許多。

例如產地與麩質等是在日本不會出現的項目，但在許多國家都會標示得清清楚楚。

攝取來源也很重要

光喝高蛋白飲品行不通

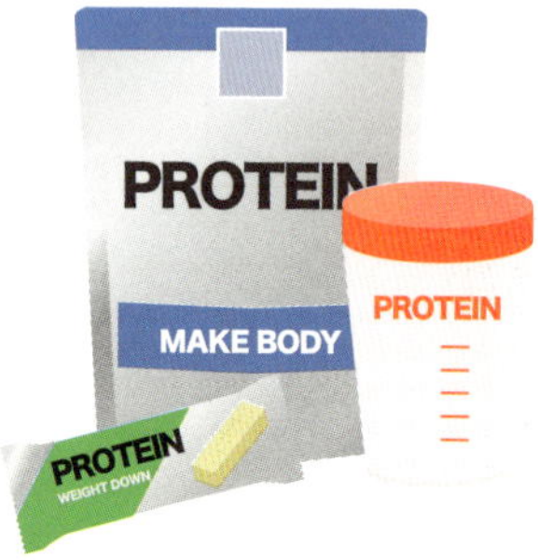

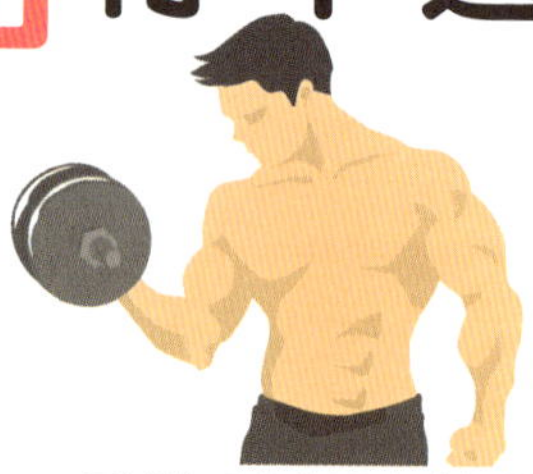

蛋白質是增強肌肉的利器

因鍛鍊肌肉等過度消耗熱量時，蛋白質是理想的營養補給品

高蛋白飲品是什麼？

簡單來說就是為了補充蛋白質的營養補給品。日本人的蛋白質攝取量年年下滑，所以這類產品近年來也備受矚目。

蛋白質×維生素B_6
=
能量代謝

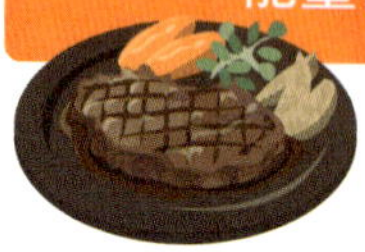

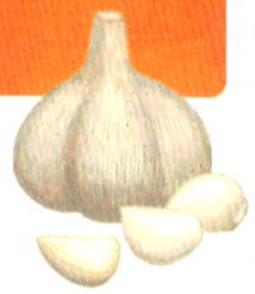

牛排　×　大蒜

光吃蛋白質無法增肌，必須同時攝取維生素B_6等營養素才有效果。

攝取蛋白質時，也必須搭配其他營養素一起攝取

基於健康與養顏美容的功效，蛋白質近年來成為保健食品市場的新寵。蛋白質確實除了是修復肌肉的材料，對提升肌膚光澤也功不可沒，但是單獨攝取大量的蛋白質其實沒有太大的意義。必須搭配維生素B_6等好幾種營養素，才能把蛋白質轉換為肌肉和能量。除了為補充因鍛鍊肌肉等激烈運動而大量消耗的蛋白質不在此限，最理想的作法是透過日常的飲食攝取蛋白質。搭配含有其他營養素的食材，均衡攝取各種營養，是提升蛋白質吸收效率的不二法門。

什麼是胺基酸評分？

所謂的胺基酸評分，就是將食材中的必需胺基酸含量加以數值化。蛋白質在體內會先分解成胺基酸再被吸收，所以這個評分可說是最能精準評價蛋白質的「質」的指標，愈接近100愈理想。

胺基酸評分100的食材

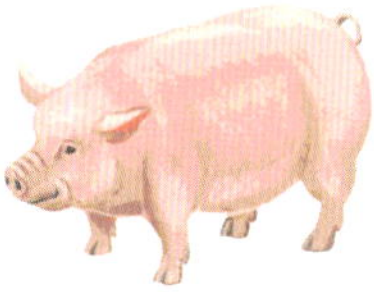

肉類
肉類蛋白質的胺基酸組成含量與比例都很優秀

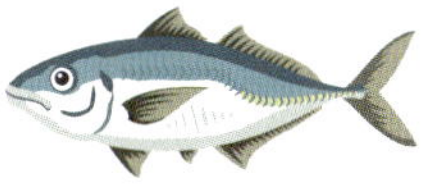

魚類
把魚肉當作主食的日式飲食對健康有益

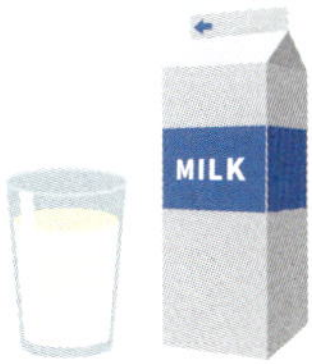

牛奶
除了胺基酸，順便補充鈣質

蛋白質攝取過量的後遺症

造成腹瀉

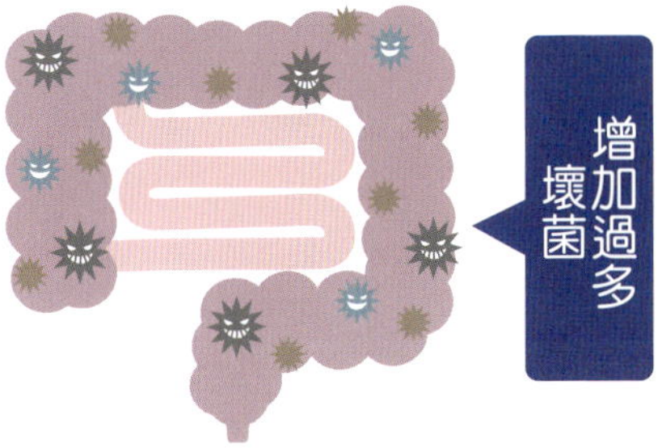

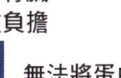

攝取過量會導致身體不適與疾病。

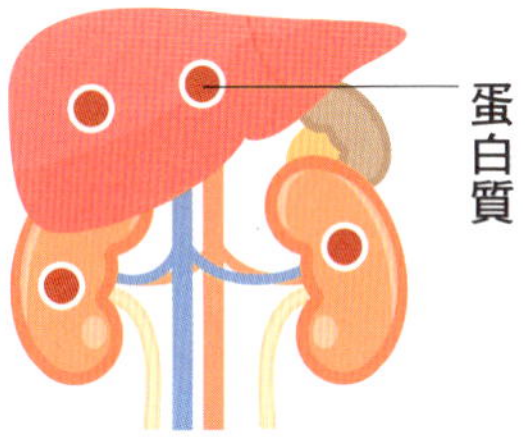

對肝臟、腎臟造成沉重負擔

無法將蛋白質處理殆盡

甚至有可能產生腎結石!?

含有蛋白質+維生素B_6的食材！

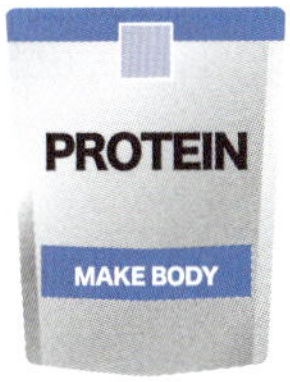

高蛋白飲品

只有蛋白質

攝取高蛋白飲品時也要搭配其他營養素一起攝取。

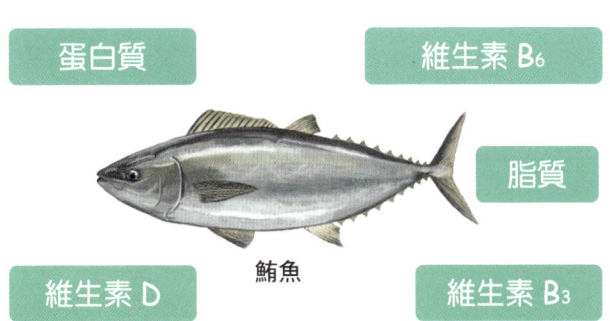

蛋白質　維生素 B_6

脂質

鮪魚

維生素 D　維生素 B_3

鮪魚除了維生素B_6，還含有多種營養素，單吃就能轉換為能量與生成肌肉。

為了防止脂肪細胞增加

肥胖的原因在於3歲以前的飲食

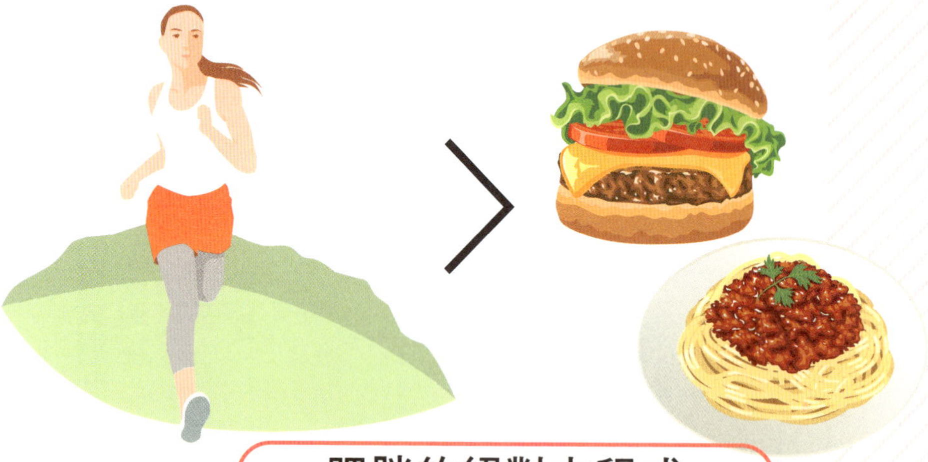

肥胖的絕對方程式

1天消耗的熱量（包含基礎代謝下降在內）＞1天攝取的熱量

只要攝取的熱量超過消耗的熱量就會胖

只要3歲以前不發胖，長大後就不容易發胖

所謂的肥胖，簡單來說就是因體內積存脂肪的「脂肪細胞」增加、肥大所引起。一般認為脂肪細胞的數量在3歲左右定型。

如果在幼兒期攝取營養過剩，脂肪細胞的數量就會增加，而且即使瘦下來其數量也不會減少，這表示長大後會成為易胖體質。

更值得注意的是，如果長大後不懂得養生，使體內不斷囤積脂肪，脂肪細胞就會不斷增加。

為了避免脂肪細胞不斷成長，請各位平常就要避免飲食過量，以及保持飲食的營養均衡。

3歲以前的環境掌握肥胖的關鍵

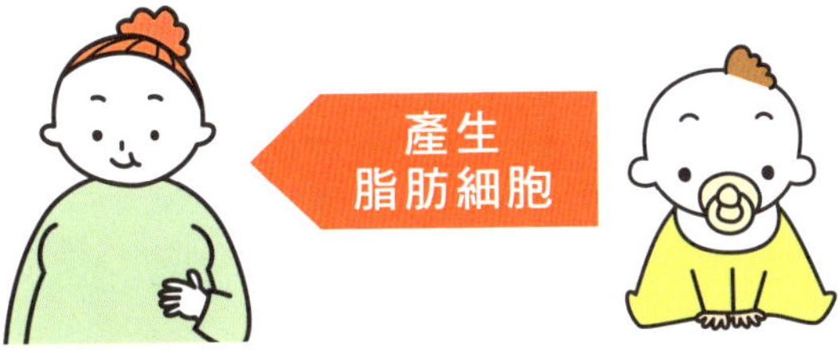
產生
脂肪細胞

肥胖體質　　嬰幼兒

小朋友在3歲以前如果吃得營養過剩就會產生很多脂肪細胞。而且長大後脂肪細胞也不會減少。

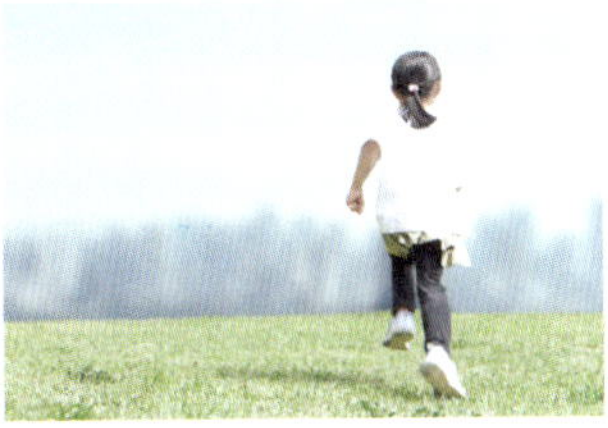

**幼兒期的
小朋友要吃得營養均衡**

小孩子消耗的熱量多，所以提供營養均衡的飲食很重要。

肥胖體質會遺傳嗎？

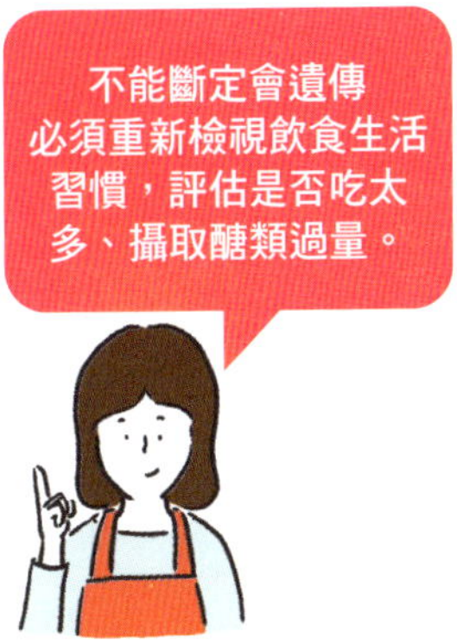
不能斷定會遺傳
必須重新檢視飲食生活習慣，評估是否吃太多、攝取醣類過量。

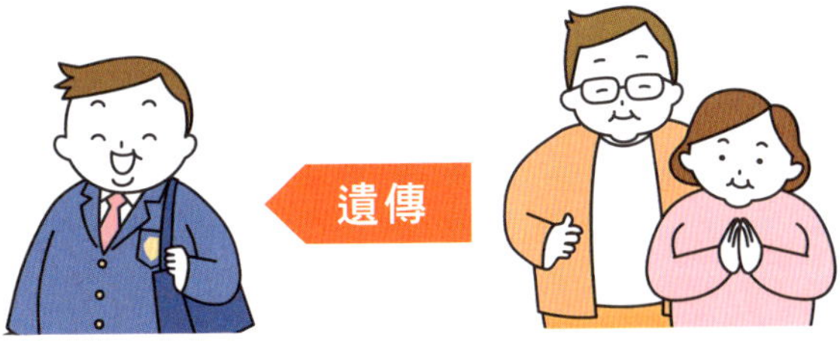
遺傳

孩子肥胖　　父母肥胖

父母無法順利代謝能量的體質有可能遺傳給下一代，但還是維持同樣的生活習慣的後天影響力較大。

STOP肥胖！整頓生活習慣的方法

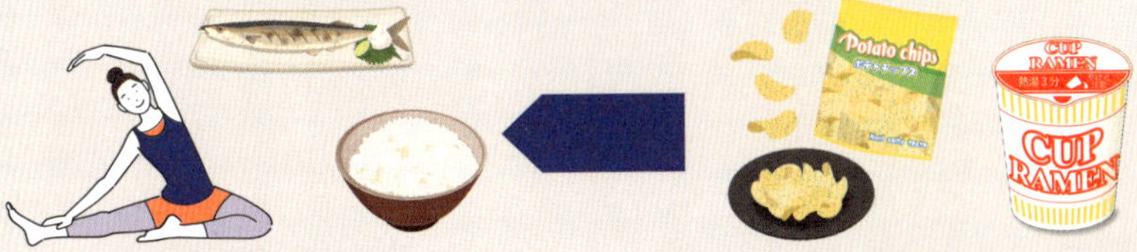

自己下廚與運動

除了適度運動，養成自己下廚，增加蔬菜攝取量的習慣也很重要。

告別超商熟食與懶散的生活習慣

缺乏運動、網路成癮與營養不均的超商熟食=肥胖。

晚上吃甜點NG
改成午餐吃甜點和下午

起床後6小時內脂肪不易增加

上午的代謝最旺盛

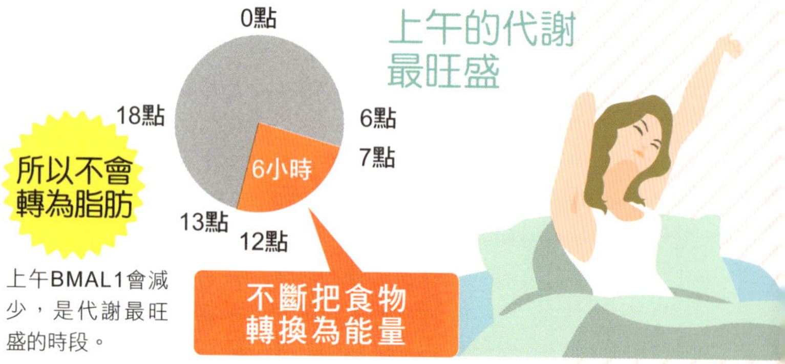

上午BMAL1會減少，是代謝最旺盛的時段。

午餐時間是代謝的黃金時段

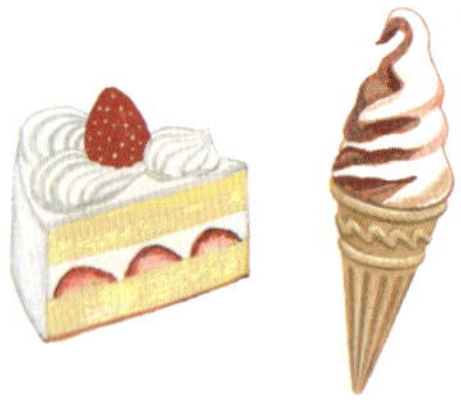

要吃甜點就選在午餐吃。

即使吃很多，這時段吃下去的都會轉換為能量

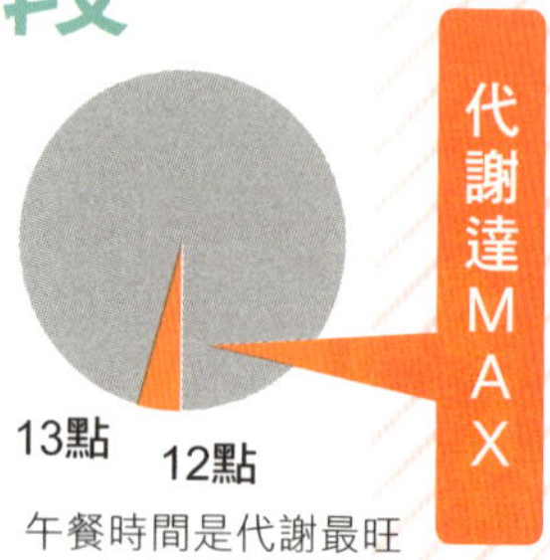

午餐時間是代謝最旺盛的時段。

注意增加脂肪的BMAL1和代謝的巔峰時段

甜點是造成肥胖的頭號敵人，但是只要懂得在最適當的時間享用，就不必擔心吃下去的熱量會轉為脂肪。「BMAL1」是一種人體內的蛋白質，作用是囤積脂肪。BMAL1分泌的高峰期是晚上，所以這時最容易囤積脂肪。BMAL1從早上到中午這段時間的分泌量會減少，到了下午3點吃點心的時候降到最低。

換句話說，整個上午到午餐這段時間是代謝最旺盛，脂肪最不容易囤積的時段。

3點吃點心就不必有罪惡感了

肥胖基因BMAL1最活躍的時段

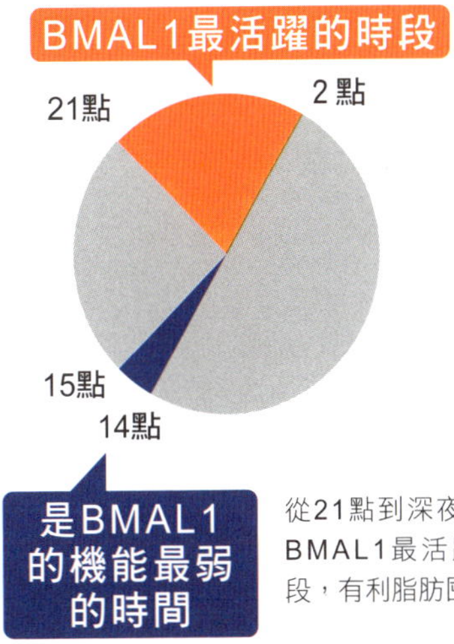

從21點到深夜2點是BMAL1最活躍的時段，有利脂肪囤積。

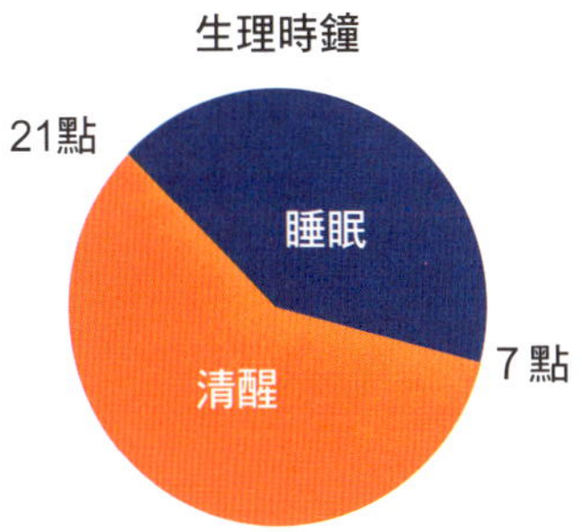

為了避免生理時鐘紊亂，避免脂肪囤積很重要。

保持規律生活，以免打亂生理節律

從BMAL1與代謝顛峰時段的觀點為出發的理想作息表

早晨
- 早起
- 做日光浴
- 吃個營養的早餐

早起有助於調整生理節律，而且要選擇代謝旺盛的時段，好好吃頓早餐。

白天
- 12～13點用餐
- 代謝黃金期
- 豐盛的午餐
- 吃甜點也OK

代謝達到巔峰，BMAL1也無用武之地，所以吃甜食也不必擔心。

晚上
- 17～18點吃晚餐
- BMAL1的力量增強
- 21點以後不進食
- 早睡

提早吃晚餐，還有儘量不要在晚上吃甜食。

點心
- 14～15點最適合
- BMAL1的力量最微弱的時候
- 吃甜點也OK

這時是BMAL1的作用力最小的時候，所以吃甜點無妨。

從蔬菜吃起已經是常識
把碳水化合物留到最後吃才容易瘦！

只要改變進食順序
就可能避免脂肪囤積

我們從米飯和麵包攝取醣類，再轉換為能量。但是如果吃錯方法，血糖就會急速上升，容易轉為脂肪。當負責將醣類轉換為能量的胰島素，其工作效率追不上血糖上升的速度，多餘的醣類就會轉為脂肪。建議最好先吃膳食纖維。膳食纖維有助於讓血糖緩慢上升，而且確保醣類都能順利轉為能量。

血糖急速上升 = 脂肪化

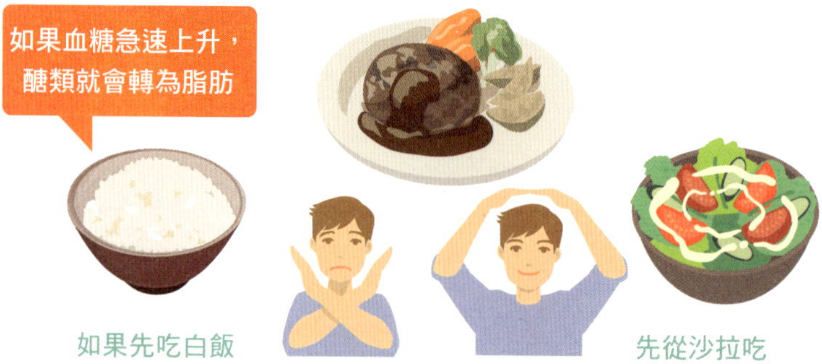

如果先吃白飯
血糖就會快速上升，使醣類容易轉為脂肪。

先從沙拉吃
如果先吃沙拉，蔬菜所含的膳食纖維可抑制醣類吸收的速度。

只要改變進食的順序，醣類的去向就會不同

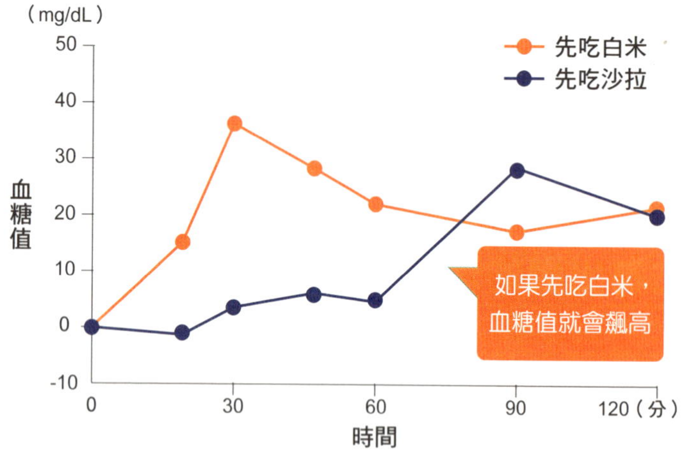

從白飯吃起的人的能量轉換過程

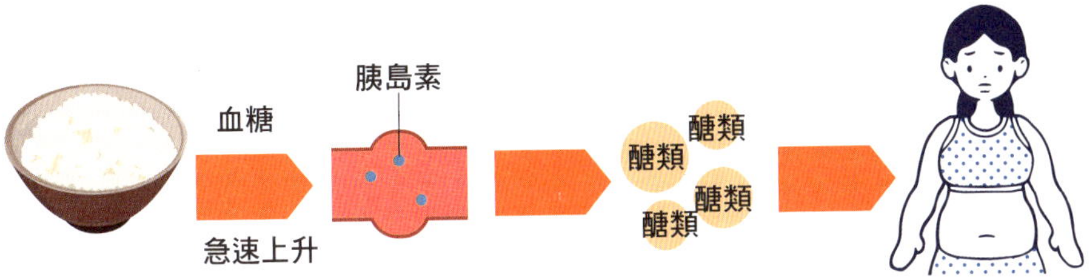

白米
如果先吃麵包和白飯等醣類……。

胰島素不足
血糖若急速上升，會使胰島素無法將醣類分解殆盡。

醣類有剩餘
醣類無法全數轉為能量，會產生剩餘。

中性脂肪化
剩餘的醣類會轉換為脂肪，成為肥胖的原因。

從蔬菜吃起的人的能量轉換過程

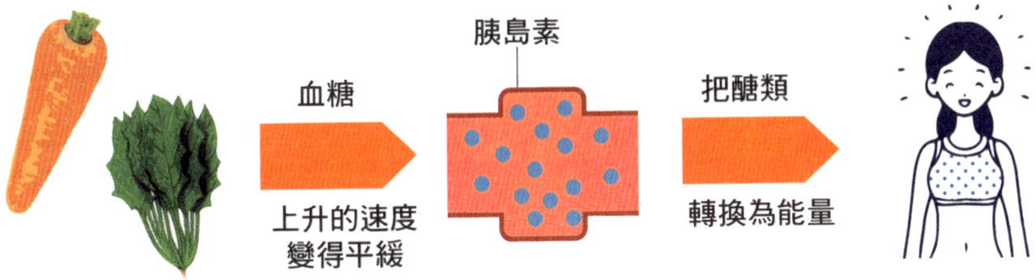

蔬菜
只要從蔬菜等攝取膳食纖維……。

胰島素充足
血糖能夠平緩上升，所以胰島素能夠將醣類徹底分解。

不容易轉為脂肪
不容易轉為脂肪，自然能養成不易發胖的體質。

提醒自己碳水化合物要最後吃

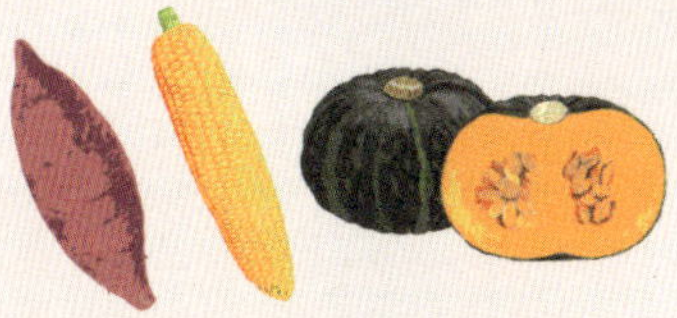

醣類高的蔬菜要適可而止
南瓜、馬鈴薯等都是醣類含量高的蔬菜，必須注意不可過量。並不是所有的蔬菜都可以「吃到飽」。

先吃肉和魚好像也可以
最近有人認為除了蔬菜，先吃不含有醣類的蛋白質也有同樣的效果。

營養豐富又容易保存

魚罐頭的湯汁是鮮味與營養素的寶庫！

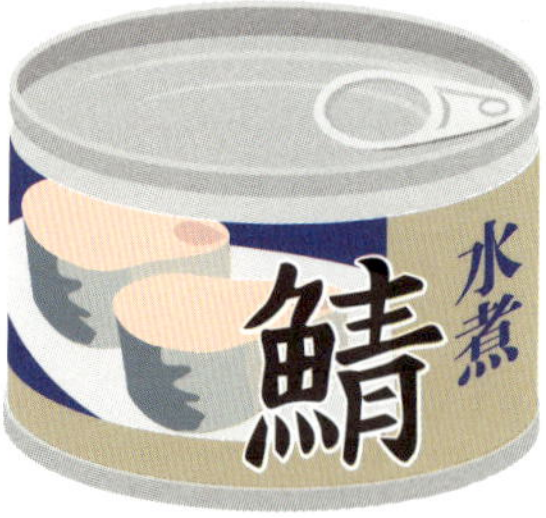

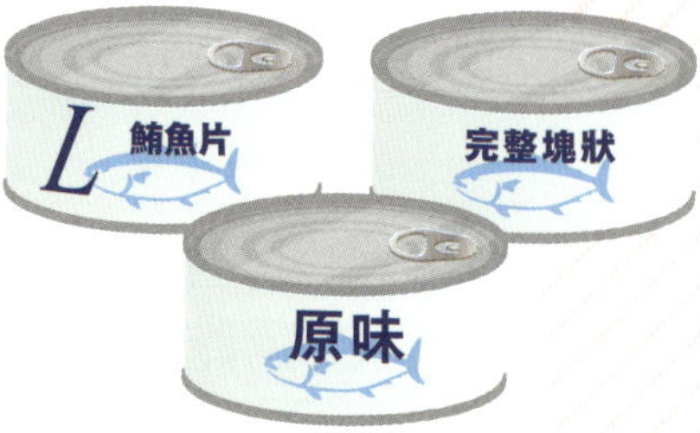

罐頭給人的印象是可以長期存放的儲備食品，但罐頭並沒有添加防腐劑，可說是裝滿營養的健康食品。

營養豐富，不含防腐劑，而且很耐放！

罐頭令人意想不到的優點

把湯汁倒掉太可惜了！

湯汁也充滿營養

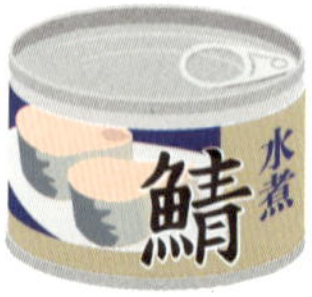

連湯汁也好好利用，就能攝取到更豐富的營養。

沒有添加防腐劑

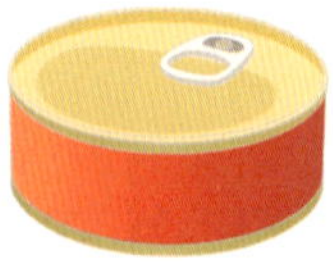

罐頭以真空包裝與高溫處理保存，不必添加防腐劑。

真空包裝以高溫處理保存

罐頭只要一開封就開始氧化

只要開封就要改放到其他容器

罐頭只要一打開，很快就會氧化，所以要趁早改用其他容器盛裝。

保存期限很長

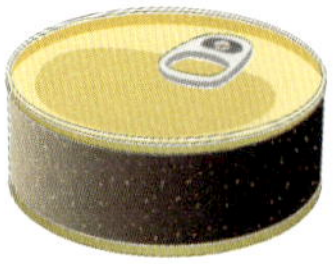

有些罐頭可以存放的時間比一般儲備食品還長。

可保存1年以上!?

罐頭的營養勝過切好的肉片

連骨頭都能吃，所以攝取到的營養更多

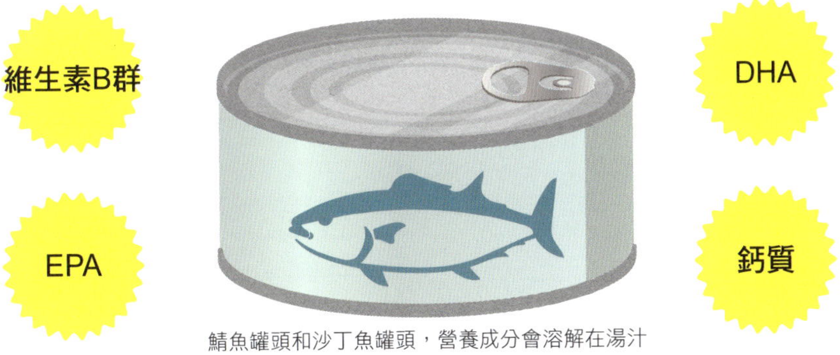

鯖魚罐頭和沙丁魚罐頭，營養成分會溶解在湯汁裡，而且連骨頭都能食用，所以可以攝取到的營養素比一般的魚片更多。

一樣都叫鮪魚罐頭，但魚種不一樣

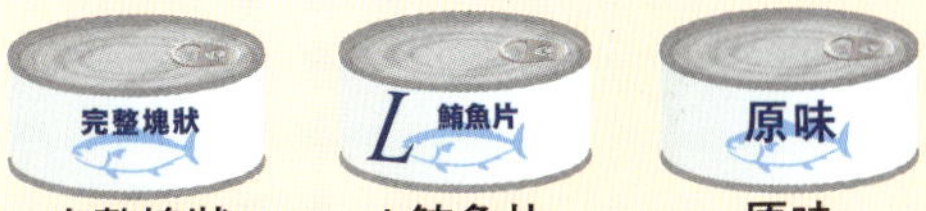

完整塊狀	L鮪魚片	原味
長鰭鮪魚等	**黃鰭鮪魚**等	**鰹魚**
這種鮪魚也是最經典的握壽司食材之一。	最經典的鮪魚罐頭。黃鰭鮪魚最近也成為握壽司的食材。	令人意想不到的是，其實用的是鰹魚而不是鮪魚。

醃牛肉罐頭用的是低卡牛肉

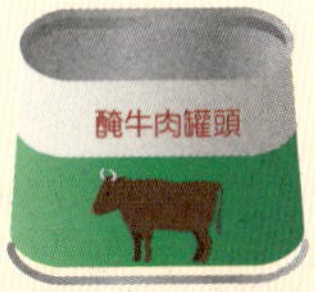

醃牛肉罐頭

醃牛肉罐頭用的是牛肉脂肪較少的部位，是低卡的蛋白質來源。

罐頭的保存期限長，是有益健康的食品

罐頭是歷史悠久的儲備食品，但它的價值其實被很多人都低估了。罐頭不但營養價值高，而且也沒有添加防腐劑，就健康的層面而言很讓人放心。

日本的食品衛生法規定罐頭不可添加防腐劑和化學殺菌劑。因此，罐頭基本上都是先經過高溫處理再以真空保存。

另外，食材的營養素都會溶於湯汁和油脂，所以營養價值大多高於食材本身。但是要注意的是，罐頭所含的鹽分和油分也高於一般食材。把湯汁倒出來，用於其他料理也不失為理想的做法。

雖然藉由抗氧化作用達到回春的效果備受期待……

多酚的抗齡效果僅能維持幾個小時

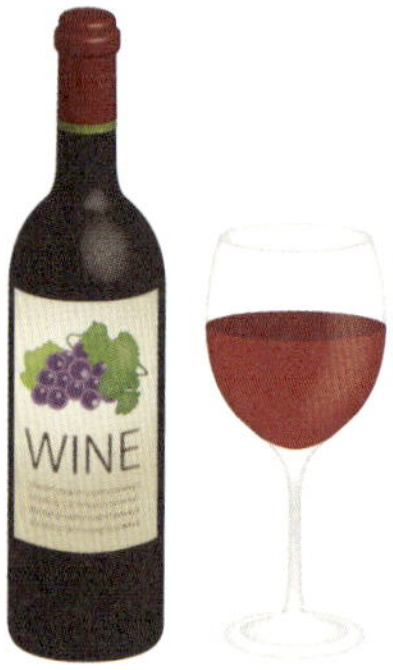

正確的攝取之道是早中晚各少量攝取

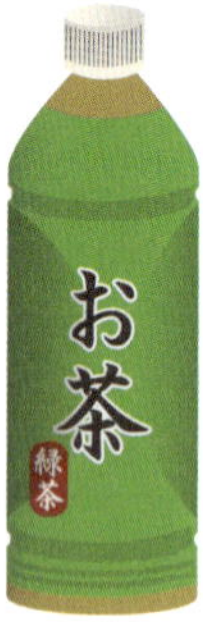

綠茶

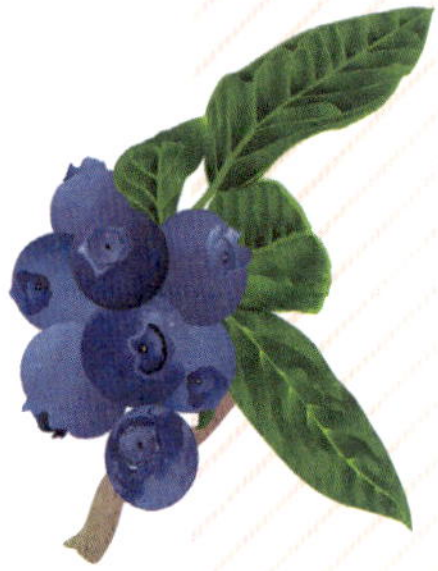

藍莓

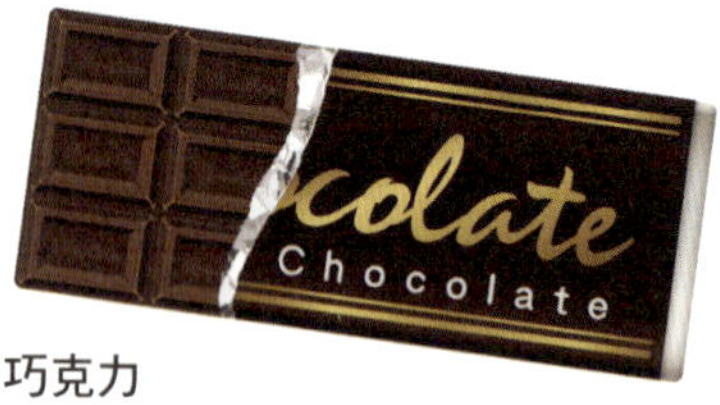

巧克力

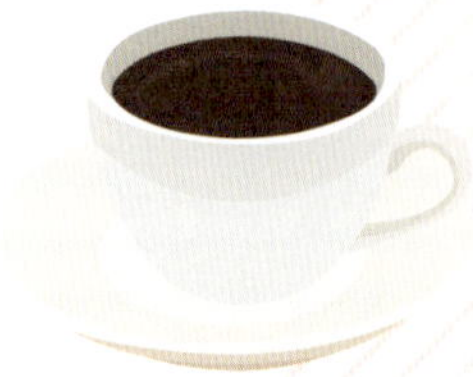

咖啡

雖然吸收得快但排出得也很快，所以效果稍縱即逝

多酚最為人熟知的特徵是不但抗氧化力強，也具備殺菌作用和促進血液循環的效果。簡單來說，是一種具備抗齡效果的機能性成分。

雖然多酚確實是非常優質的營養成分，而且容易溶解於水也容易吸收，大約從攝取後30分鐘就開始發揮效果，但致命傷在於幾乎無法儲存於體內，而是馬上排出體外。若想維持多酚的效果，唯一的辦法是每隔幾個小時補充一次。富含多酚的食材包括咖啡、綠茶、紅酒等飲品，建議各位適量攝取。

2小時達到巔峰，8小時以後就……

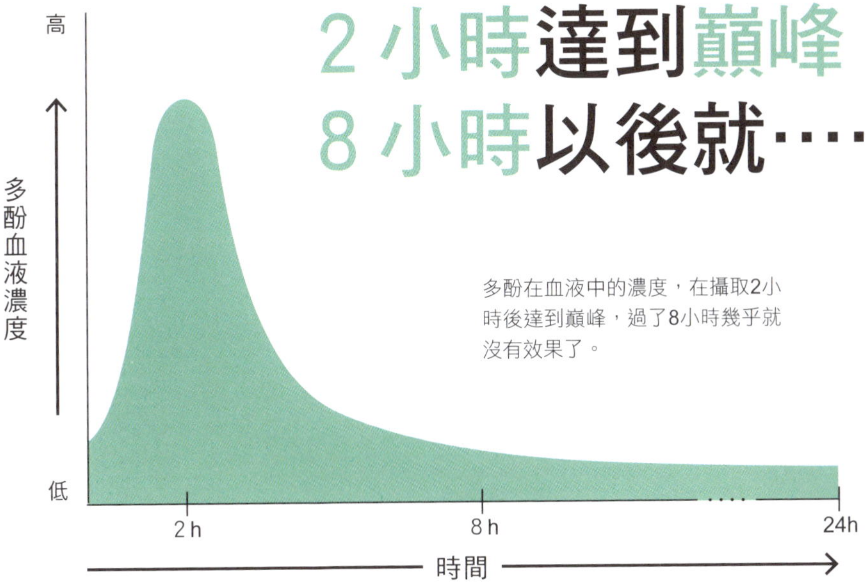

多酚在血液中的濃度，在攝取2小時後達到巔峰，過了8小時幾乎就沒有效果了。

多酚的3大效果

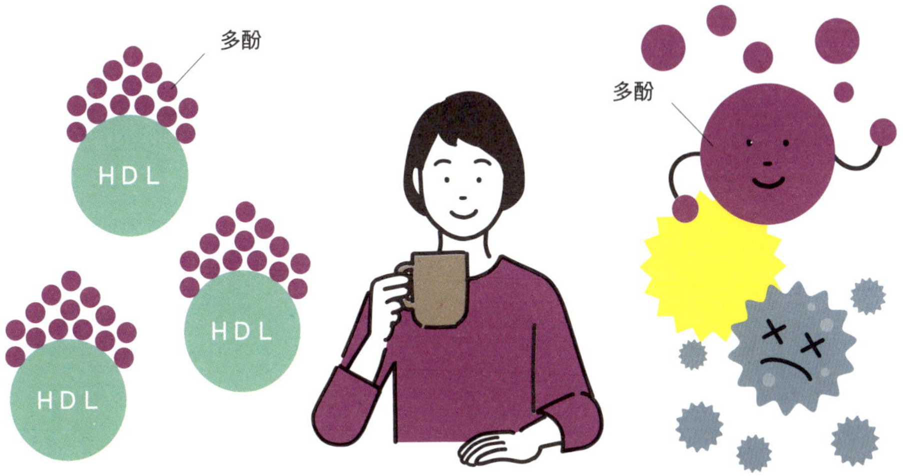

活化HDL
增加HDL膽固醇＝好的膽固醇，防止動脈硬化。

抑制血糖
可抑制醣類的吸收，避免血糖急速上升。

抗氧化作用
可抑制活性氧的活動，發揮防止老化的效果。

「累了就吃甜食」反而會招致惡性循環

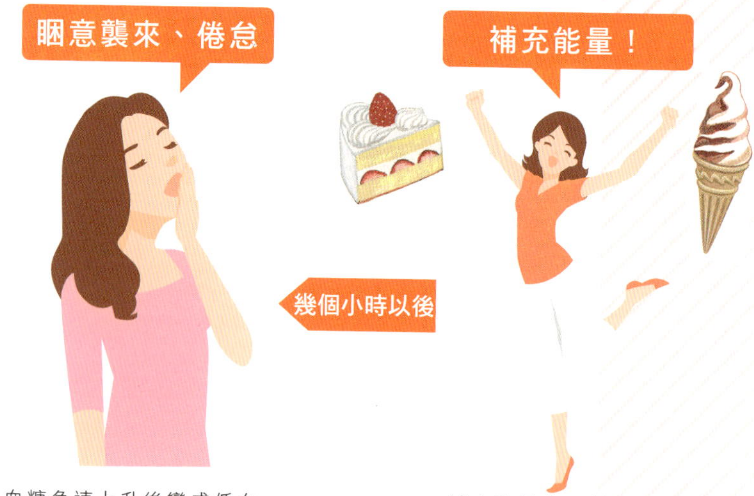
睏意襲來、倦怠
幾個小時以後
補充能量！

血糖急速上升後變成低血糖，能量沒有送達到需要之處。

補充熱量後，暫時恢復精神……。

血糖急速上升只會造成反效果

起初看似有效，但馬上就會覺得更吃力

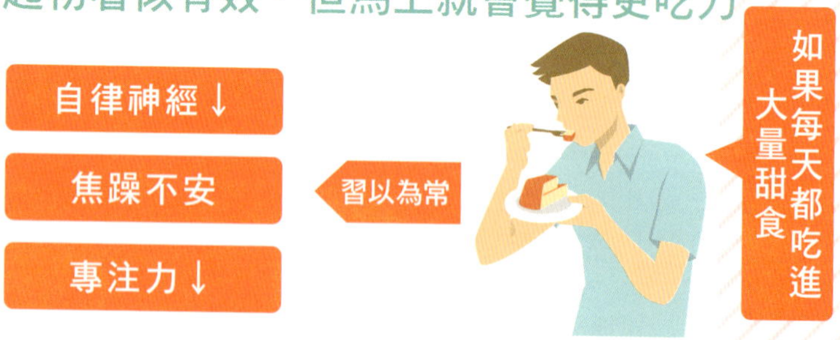
如果每天都吃進大量甜食
習以為常
自律神經↓
焦躁不安
專注力↓

吃太多甜食會造成專注力下降、想睡覺

當腦部消耗大量能量時會渴求補充糖分，但如果在毫無限制的情況下攝取過多甜食，沒多久就會被倦怠與睡意反擊。

再者，攝取過多糖分的狀態一旦持續好幾個月，不但可能造成自律神經失調，心情也反而變得更加焦躁，專注力直直落。

為了避免攝取糖分過量，除了發揮自制力，提醒自己不要一次吃太多甜食，最好也儘量改吃堅果等富含維生素B_1、能夠把醣類轉換為能量的食材。

是不良的飲食習慣

攝取過多醣類反而造成低血糖的機制

甜食

1

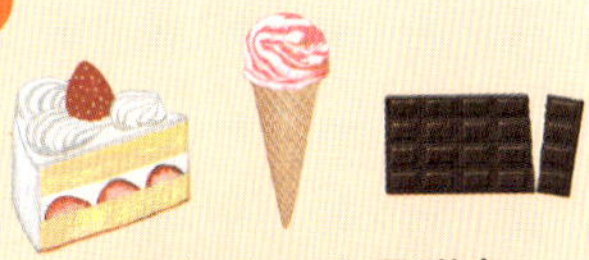

一口氣吃下大量甜食

一口氣吃下許多含有大量糖分的高醣類食品

2

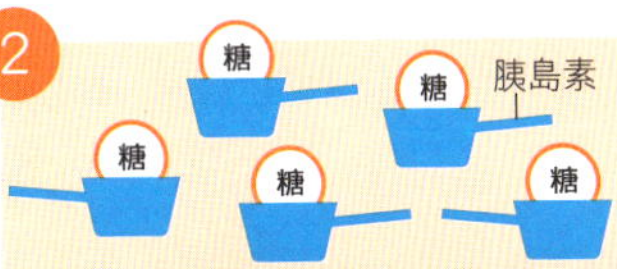

胰島素大量分泌

為了因應血糖急速上升，胰島素不得不分泌過量，導致低血糖。

3

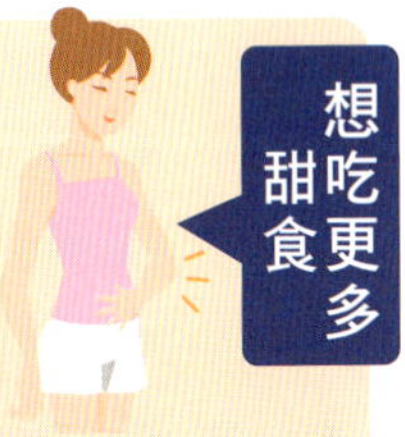

能量不足

血液中的糖分不足，陷入更想吃甜食的惡性循環。

正常情況

1

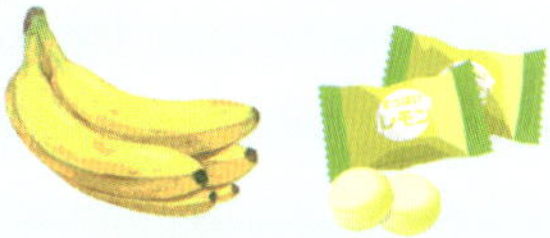

對甜食淺嘗則止

攝取少量甜食，同時也吃點香蕉和堅果。

2

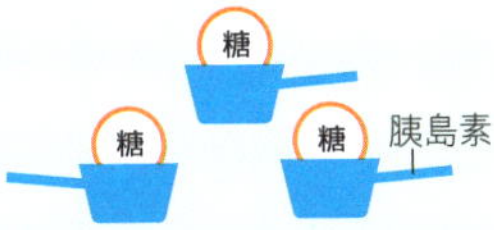

使胰島素維持適量分泌

胰島素維持適當的分泌，使醣類適度被吸收。

3

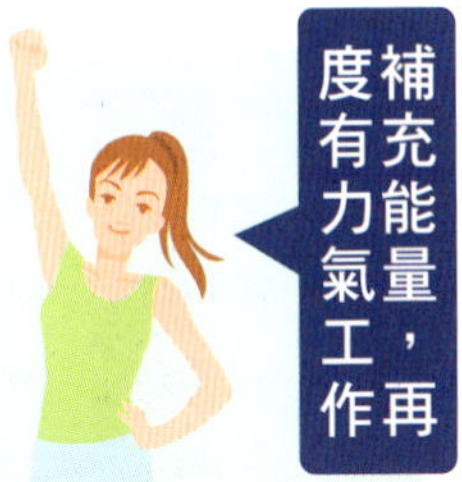

活力的來源

腦部吸收適量的醣後，就能恢復活力。

攝取維生素B_1防止醣類轉化為脂肪

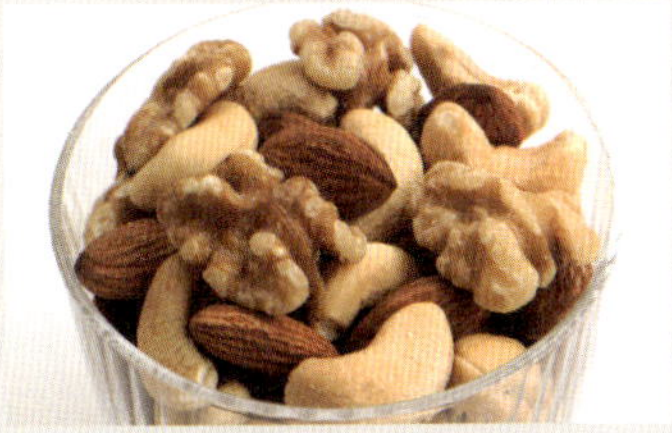

只要使醣類確實燃燒，轉換成能量，就能避免疲勞與倦怠上身，關鍵在於補充維生素B_1。享受甜食時，別忘了同時補充堅果。順帶一提，一次食用堅果的份量大約是20g。

腦筋好的人都會吃早餐

不吃早餐的孩子，課業表現普遍不佳

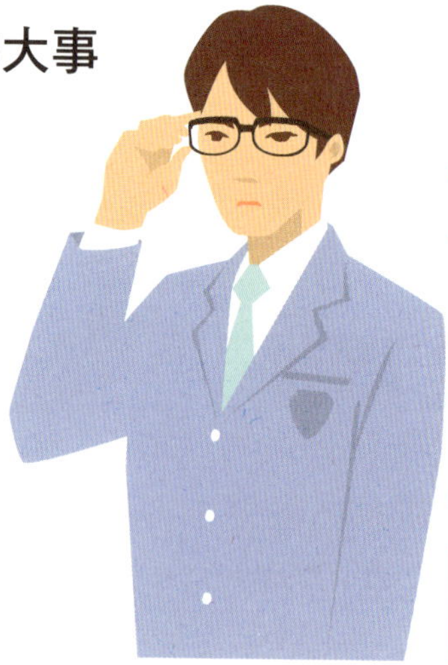

補充能量是一早的大事

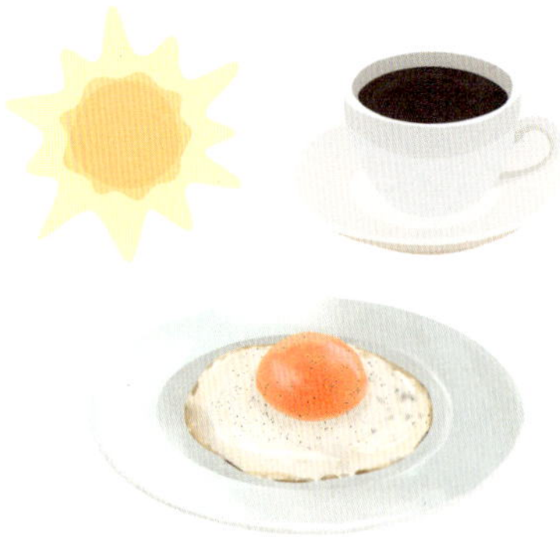

好好吃早餐，才能在整個上午提供足夠的能量

每天都吃早餐的孩子，考試成績較好

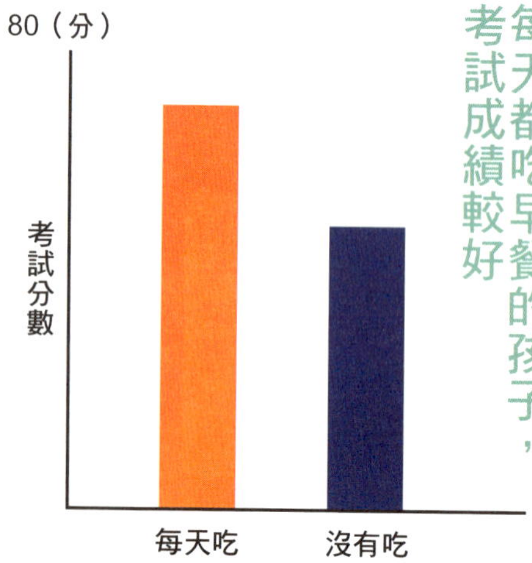

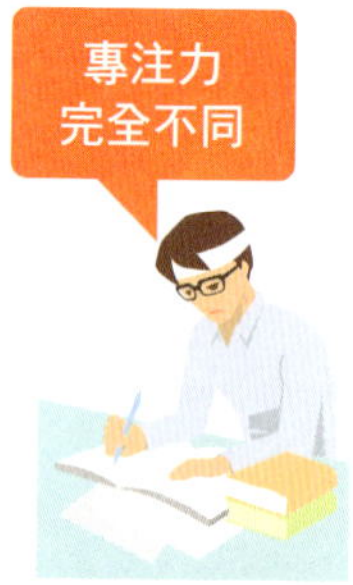

有數據顯示沒有吃早餐的孩子，課業表現普遍不佳。

早餐是一天精力的來源 請確保攝取足夠的能量

雖然現代人的飲食不虞匱乏，但營養失衡的傾向卻愈來愈明顯。尤其是最近不吃早餐的年輕人愈來愈多，甚至已經演變成社會問題。

有數據顯示和不吃早餐的孩子相比，每天吃早餐的孩子，考試成績明顯高於前者。除了身材肥胖的成人以外，攝取份量充足的早餐是每天的重要大事。

腦部在不吃飯的情況下頂多工作12個小時

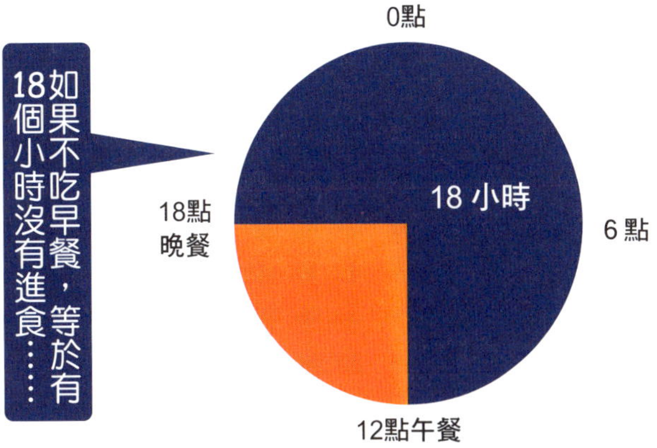

假設晚上6點吃晚餐，早上6點起床，但中午12點才吃第1餐，那就表示約有18個小時沒有進食。腦部在不供餐的情況下頂多工作12個小時，所以會面臨能量不足的窘境。

讓腦部保持專注力的葡萄糖×維生素B_1

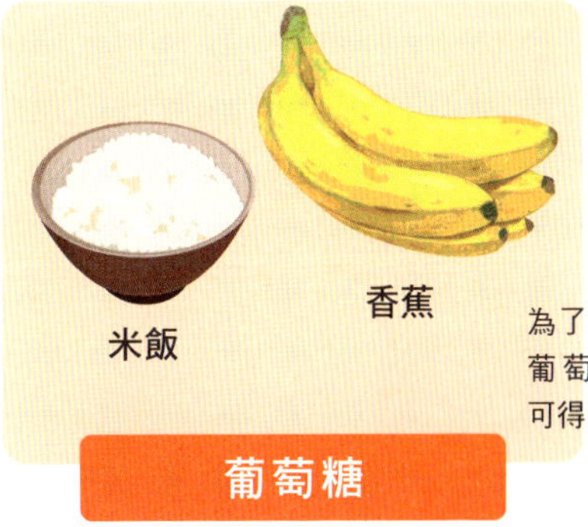
米飯
香蕉
葡萄糖

×

為了順利學習，攝取葡萄糖和維生素B_1可得到很好的效果。

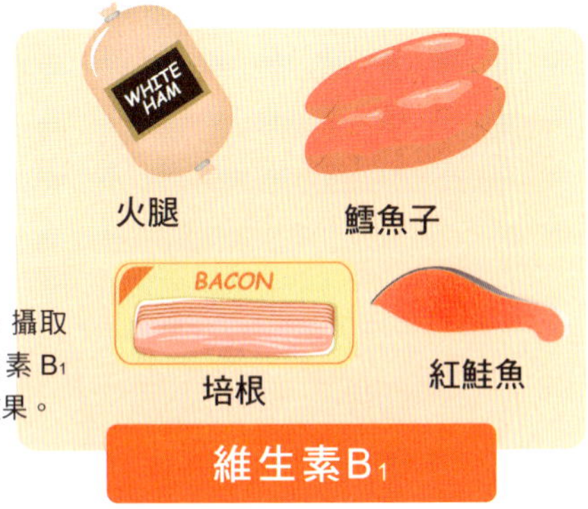
WHITE HAM
火腿
鱈魚子
BACON
培根
紅鮭魚
維生素B_1

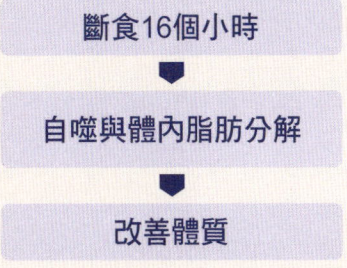

身材偏肥胖的成人反而別吃早餐比較好

斷食16個小時

▼

自噬與體內脂肪分解

▼

改善體質

因細胞的「自噬作用」在2016年獲頒諾貝爾生理醫學獎的這項體內現象，在當時也掀起廣大的討論。為了促進蛋白質的再合成，必須讓細胞處於飢餓狀態。所以斷食16個小時很合理。這也是不吃早餐，連續斷食16個小時的減重法會形成風潮的原因。

糙米、黑麥、甜菜糖等
記得挑選GI值低的食材

茶色食材所含有的醣類不會讓血糖急速上升

茶色食材

攝取原型食物對身體好

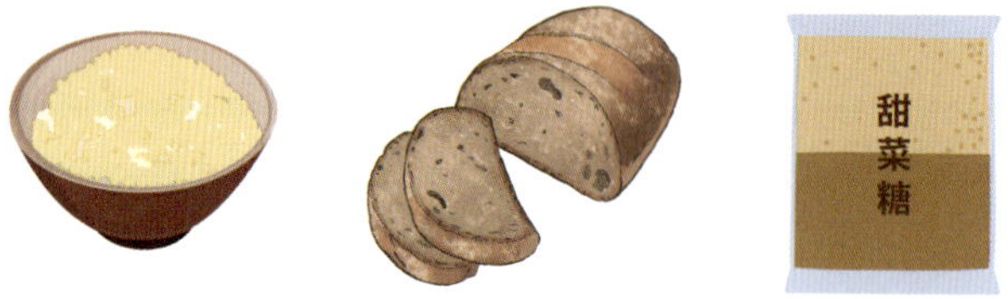

糙米、全麥麵粉、甜菜糖等無加工的醣類，能夠讓血糖平緩上升。

白色食材

要特別提防白色食材！

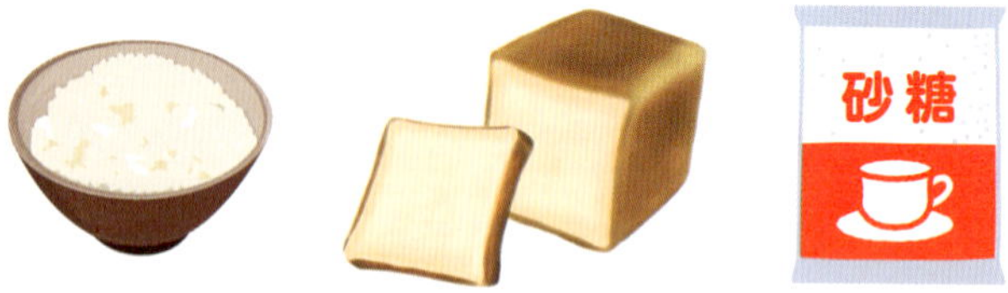

白米、白吐司、砂糖都是會使血糖急速上升的食材。

古早的食材傾向於讓血糖平緩上升

相信各位已經知道，血糖急速上升不但容易形成脂肪，也會讓人陷入產生倦怠感的惡性循環。但是醣類畢竟是重要的能量來源，所以懂得正確的攝取方式非常重要。

在各種醣類之中，特別容易讓血糖上升的當屬「白色食材」。白米、白吐司、砂糖等都經過精製，所以顏色顯得潔白，但都容易使血糖上升。相對地，被稱為茶色食材的糙米、甜菜糖都是不容易使血糖上升的食材。換句話說，積極攝取茶色食材有益於身體健康。

各種食材的GI值（升糖指數）

GI值高的食物不但容易使血糖上升，也容易囤積脂肪，提升罹患生活習慣病的風險。

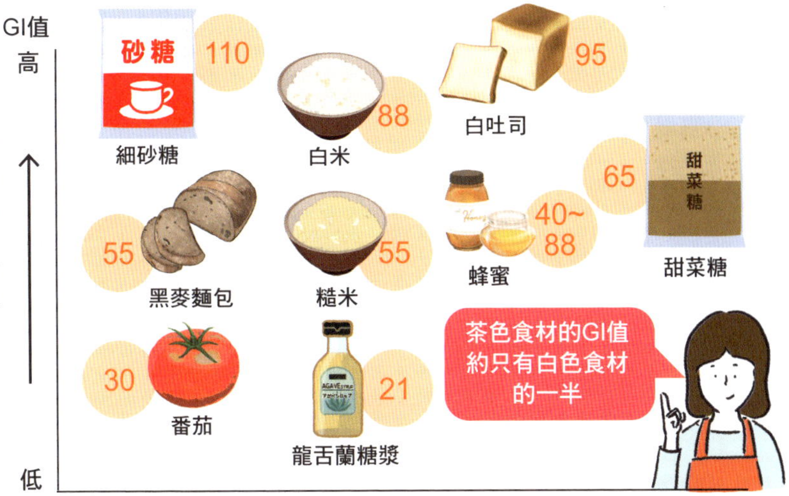

什麼是 GI 值？

所謂的GI值，意即食用某項食品2小時內血糖上升快慢的數值。只要GI值超過70就屬於高GI值食品。

GI 值高的蔬菜

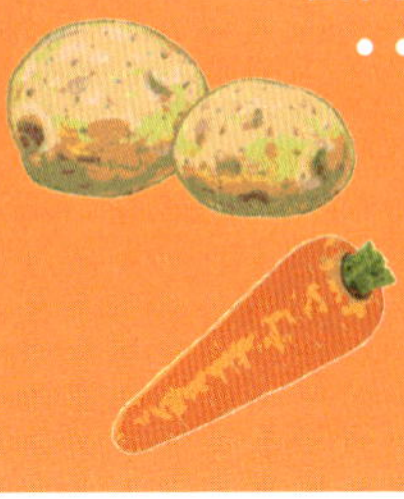

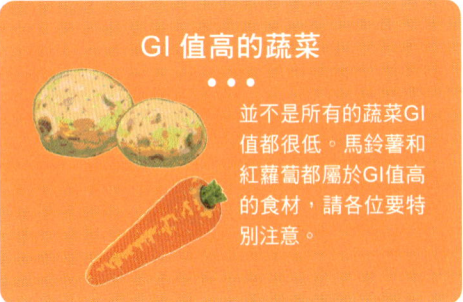

並不是所有的蔬菜GI值都很低。馬鈴薯和紅蘿蔔都屬於GI值高的食材，請各位要特別注意。

不會使血糖上升的糖

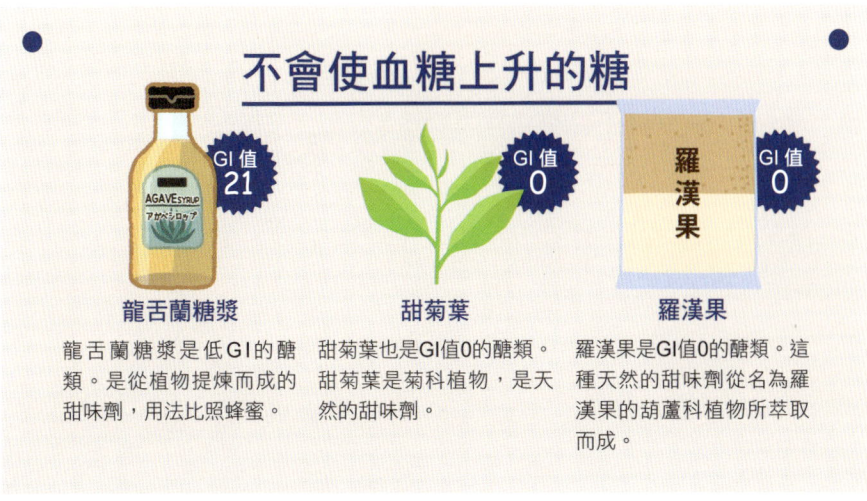

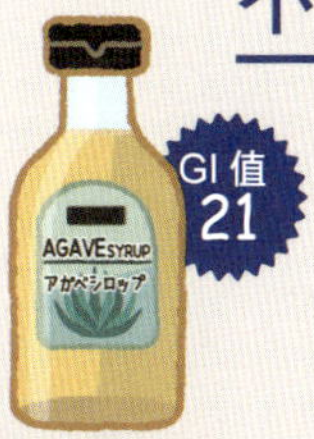

龍舌蘭糖漿

龍舌蘭糖漿是低GI的醣類。是從植物提煉而成的甜味劑，用法比照蜂蜜。

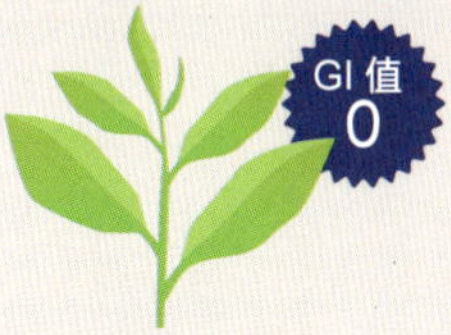

甜菊葉

甜菊葉也是GI值0的醣類。甜菊葉是菊科植物，是天然的甜味劑。

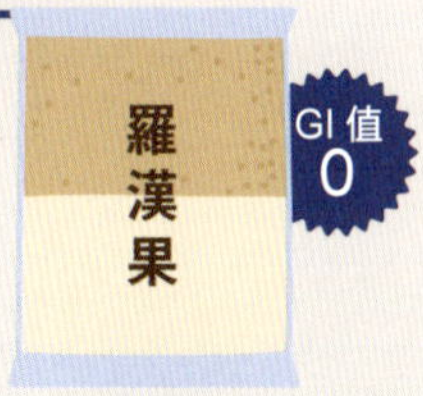

羅漢果

羅漢果是GI值0的醣類。這種天然的甜味劑從名為羅漢果的葫蘆科植物所萃取而成。

只有攝取鈣質絕對無法

維生素和鈣質都是製造骨骼的材料

鈣質＋維生素 D&K 很重要

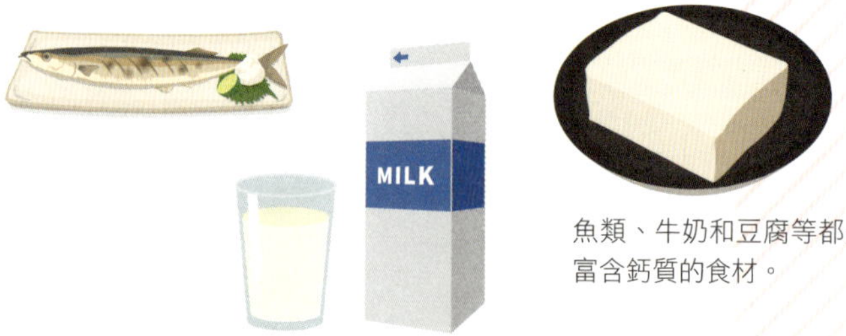

魚類、牛奶和豆腐等都是富含鈣質的食材。

鈣質 ＋ 維生素D&K

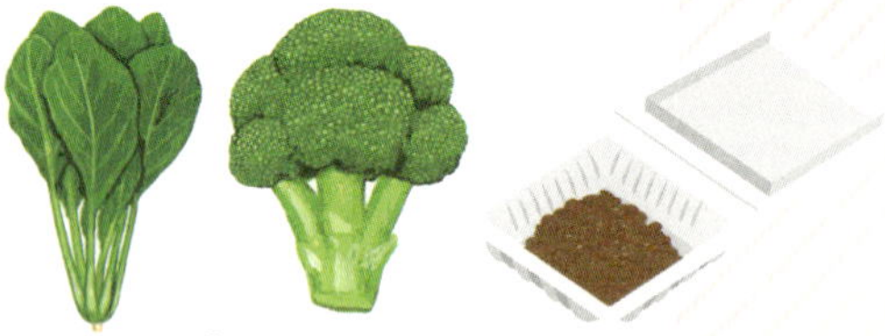

懂得同時攝取小松菜和青花菜等含有的維生素很重要。

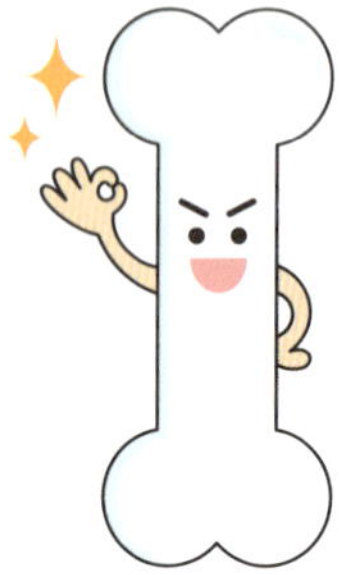

鈣質的吸收率差，所以少不了維生素助陣。

骨骼的製造方法

鈣質是製造骨骼的主要材料，但維生素D有促進吸收的效果，而維生素K則有助於骨骼的生成。

想要打造強健的骨骼，但如果沒有攝取充足的維生素也是枉然

說到強健骨骼的要素，很多人馬上會想到鈣質，但是人體對鈣質的吸收率很差，必須加上維生素D的協助才能順利為人體吸收。

維生素K的作用是鞏固骨骼，減少鈣質流失。另外，這兩種維生素都有促進成骨細胞的功能增強的作用。只要接受紫外線的照射，人體就能自行合成維生素D，所以走到室外做日光浴也是強化骨骼的一大重點。

打造強健的骨骼！

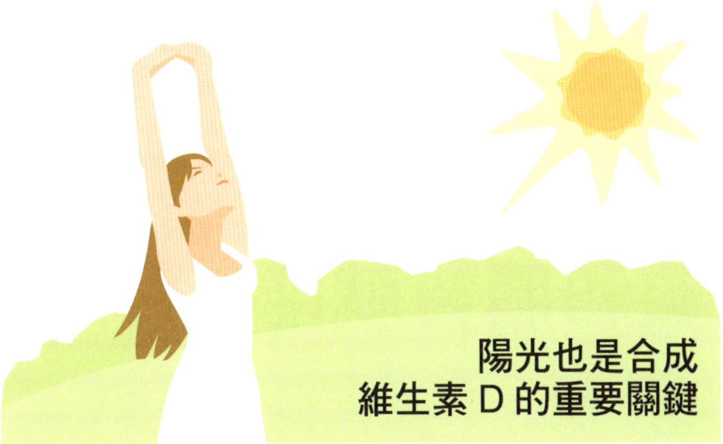

陽光也是合成維生素 D 的重要關鍵

只要接受紫外線的照射就能合成維生素D，所以做日光浴有強化骨骼的效果。

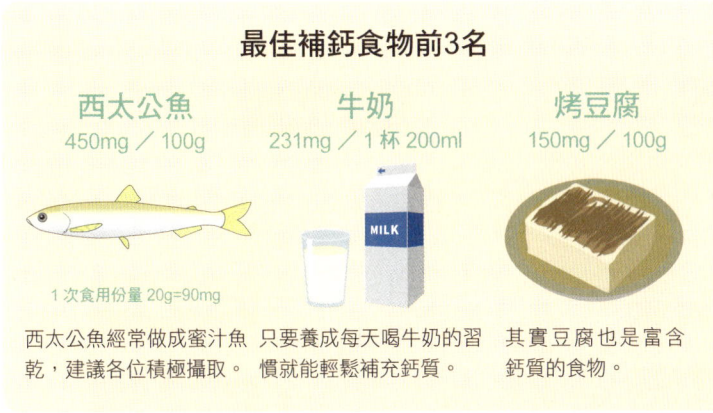

最佳補鈣食物前3名

西太公魚
450mg／100g

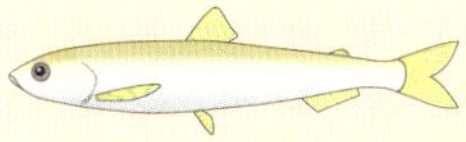

1 次食用份量 20g=90mg

西太公魚經常做成蜜汁魚乾，建議各位積極攝取。

牛奶
231mg／1 杯 200ml

只要養成每天喝牛奶的習慣就能輕鬆補充鈣質。

烤豆腐
150mg／100g

其實豆腐也是富含鈣質的食物。

讓人意想不到的高鈣食物

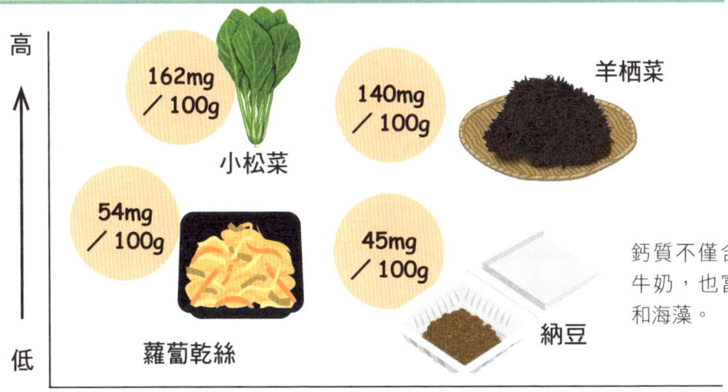

鈣質不僅含於魚類和牛奶，也富含於蔬菜和海藻。

從蔬菜也能夠攝取到鈣質！

把肉類的蛋白質和脂質轉換成能量

靠著維生素B_6和B_2，蛋白質和脂質就能立刻轉換為能量

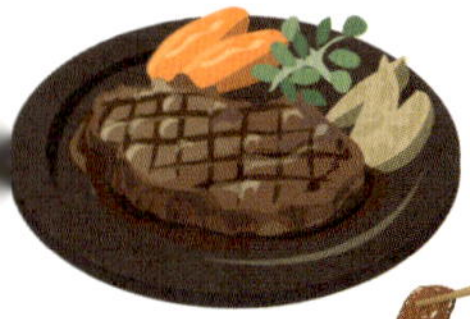

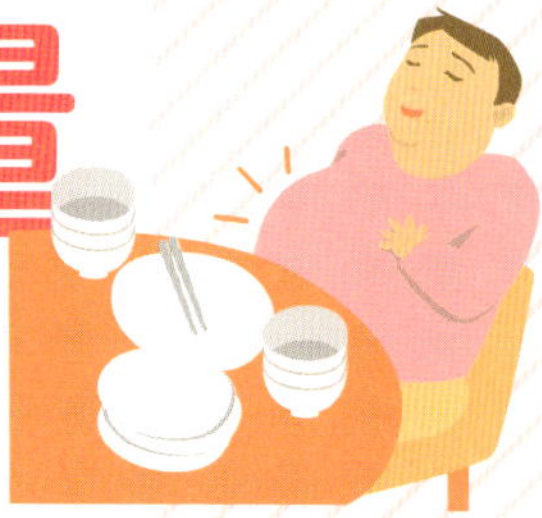

養成「無肉不歡」的習慣
等於搭上了肥胖特快車！

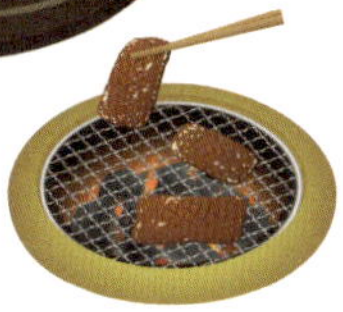

牛排和烤肉都含有大量蛋白質和脂質。

如果吃過量……

如果吃太多，蛋白質和脂質都會轉為脂肪，讓人容易發胖。

肉類含有大量的蛋白質和脂質

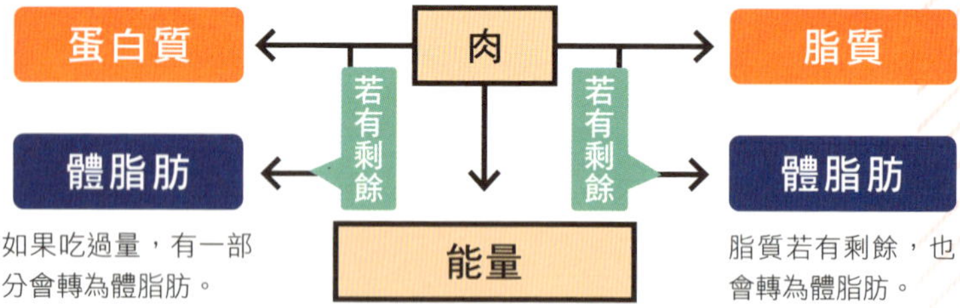

如果吃過量，有一部分會轉為體脂肪。

脂質若有剩餘，也會轉為體脂肪。

不要讓肉類轉為脂肪而是能量

牛排和烤肉是不分大人或小孩都喜歡的美食，但如果吃過量就會成為肥胖的元凶。因為肉類含有的蛋白質和脂質，如果有剩餘都會轉為脂肪。

因此，若想避免身材發福，必須想辦法把吃下的蛋白質和脂質都消耗殆盡，杜絕轉為脂肪的機會。

蛋白質主要靠著維生素B_6轉為能量。而脂質主要靠著維生素B_2轉為能量。所以，享受肉食大餐時，只要同時也一起攝取香蕉、埃及野麻嬰等能夠把肉類轉為能量的食材，或者當作飯後點心吃，就不必擔心肉類會轉為脂肪了。

蛋白質×維生素B_6=能量

富含維生素B_6的食材

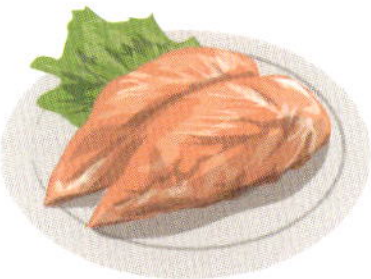

雞里肌

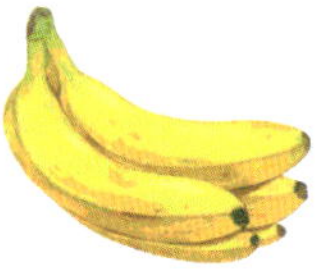

香蕉

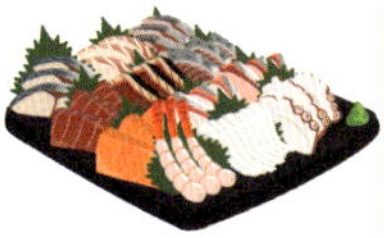

魚貝類

雞里肌、香蕉和魚貝類都是富含維生素B_6的食材。

維生素 B_6 的效果

維生素B_6有助於組成蛋白質的胺基酸的代謝。另外也扮演著輔助酵素的角色，幫助100種酵素發揮作用。

脂質×維生素B_2=能量

富含維生素B_2的食材

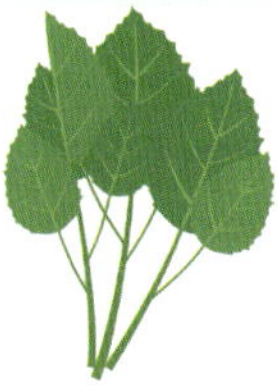

埃及野麻嬰

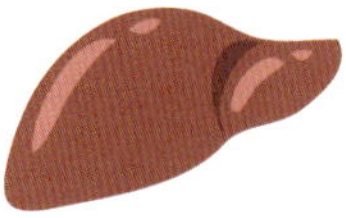

動物肝臟

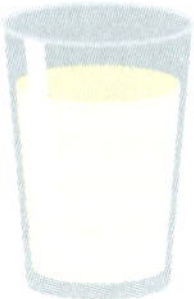

牛奶

動物肝臟、埃及野麻嬰和牛奶都是富含維生素B_2的食材。

維生素 B_2 的效果

維生素B_2可幫助脂質、醣類、蛋白質在體內代謝，是一種作用力強大的營養素。對皮膚和黏膜的再生也功不可沒。

脂肪形成的主因是醣類而非肉類！

很多人都以為吃了肉類的脂肪會胖，殊不知比起脂質，醣類才是形成脂肪的最大元凶。脂肪形成的首要原因，是因為醣類攝取過量，造成血糖急速上升。當然，攝取過多脂質也會有害健康，但真正釀成大問題的還是醣類。

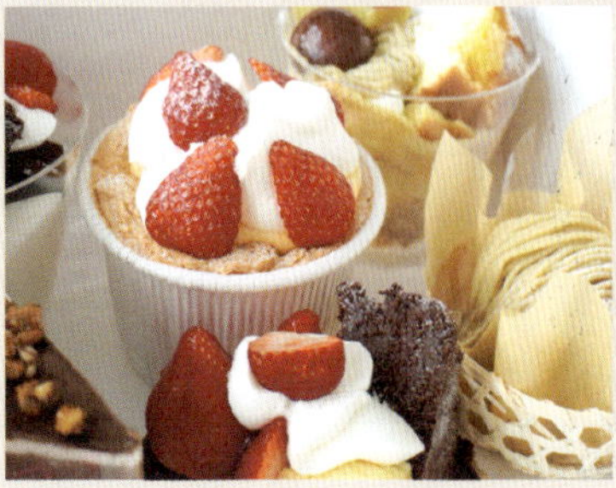

每天一杯咖啡其實都是在燃燒脂肪！

只要喝咖啡就能減重!?

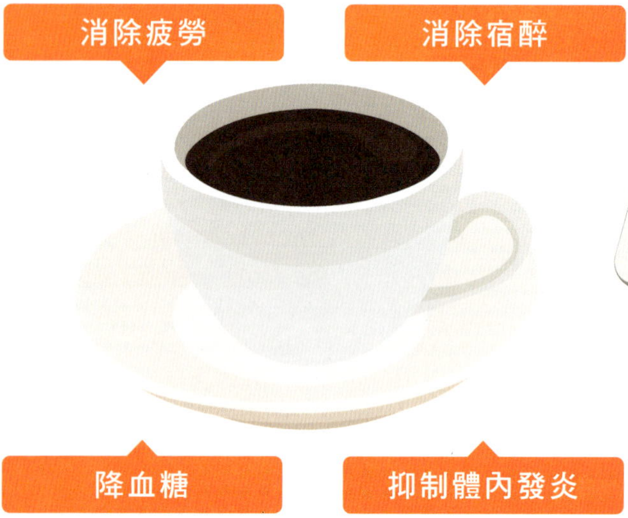

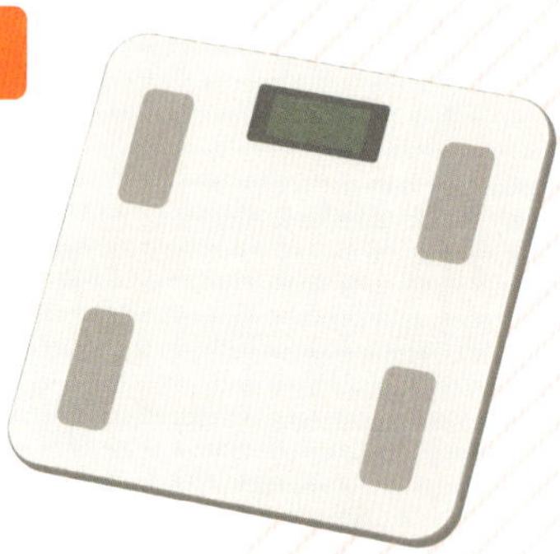

咖啡不只具備提神效果，還有促進脂肪燃燒、降血糖等各種有益健康的效果。

利用早晨的 1 杯咖啡改善身體狀況

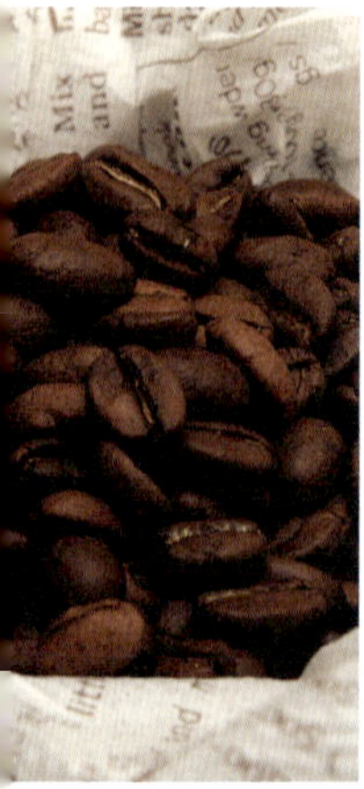

咖啡因除了提神也能發揮減重的效果

說到咖啡，相信許多人對它的第一印象是提神、利尿，但咖啡的能耐絕不僅於此，還有其他幾項較不為人知的作用。

首先備受矚目的是，咖啡具備促進燃脂、有助減重的效果。簡單來說，只要早上或下午喝一杯咖啡，就是幫自己燃燒脂肪。另外，咖啡還有幫助消化、利便的作用。但是要提醒各位的是，即使咖啡的功效多多也不可飲用過量，凡事都要適可而止很重要。

咖啡的功效①

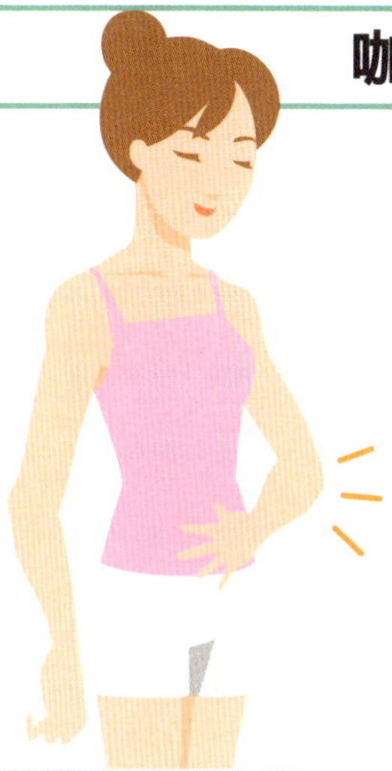

在用餐後的30分鐘內分解與燃燒脂肪

飯後喝咖啡可分解脂肪，將之轉為能量，有助於減重。

咖啡的功效②

促進胃部消化，改善消化系統

咖啡含有的綠原酸會促進胃酸分泌，所以可發揮提升代謝的效果。

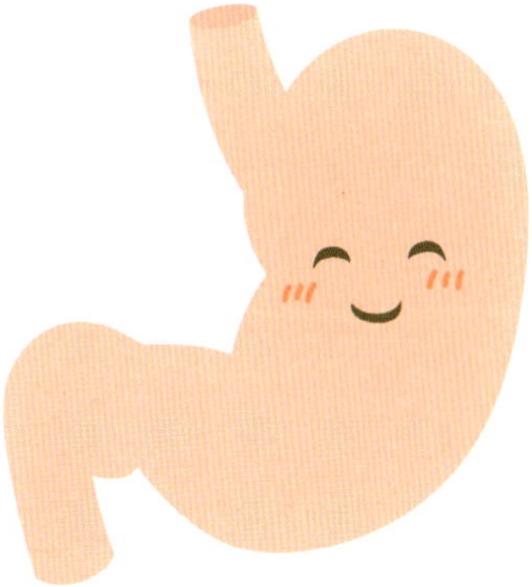

咖啡的功效③

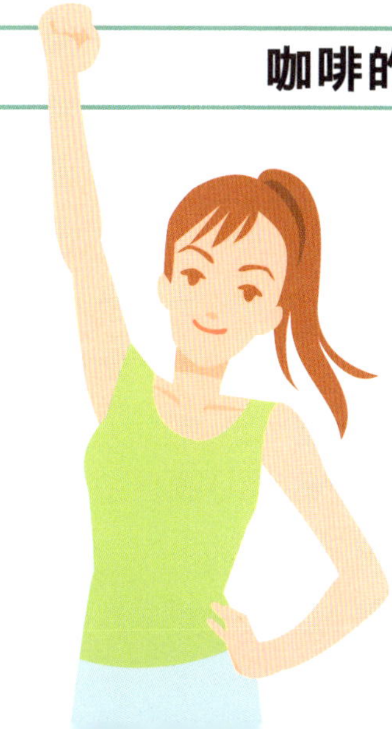

刺激自律神經、喚醒腦部、提振精神

咖啡因會刺激交感神經，提振精神。但要注意的是，飲用咖啡過量可能會腹瀉。

PART 2

讓人顛覆觀念的
食材新知

確有其事大事典

本章將著眼於蔬菜、肉類、魚類含有的營養素，為各位介紹有效運用食材的方法。相信有些食材的效果一定會讓你出乎意料。

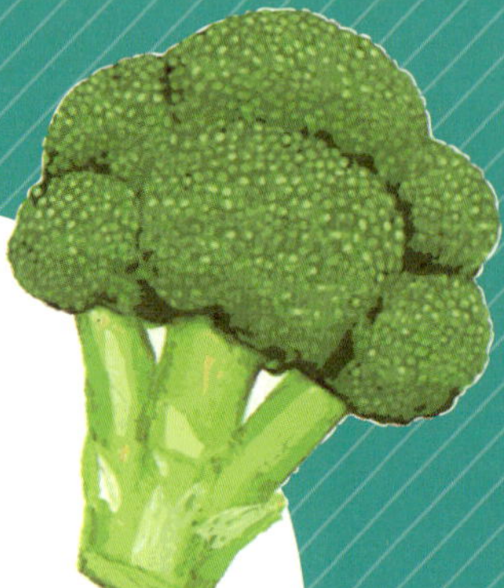

維生素C之王是青花菜

說到維生素C很多人都會想到檸檬，但其實青花菜等蔬菜才是真正的維生素C寶庫。

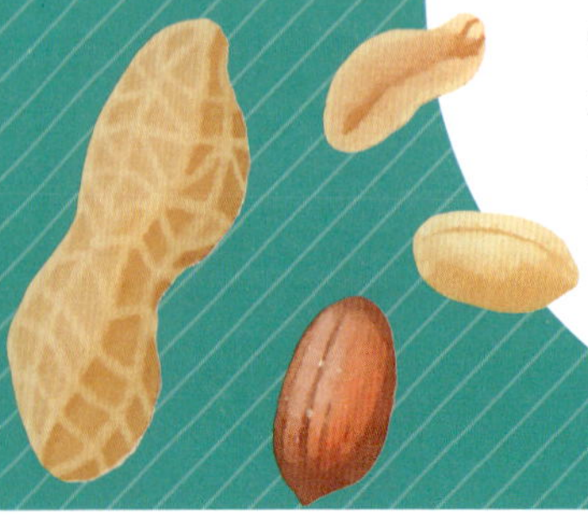

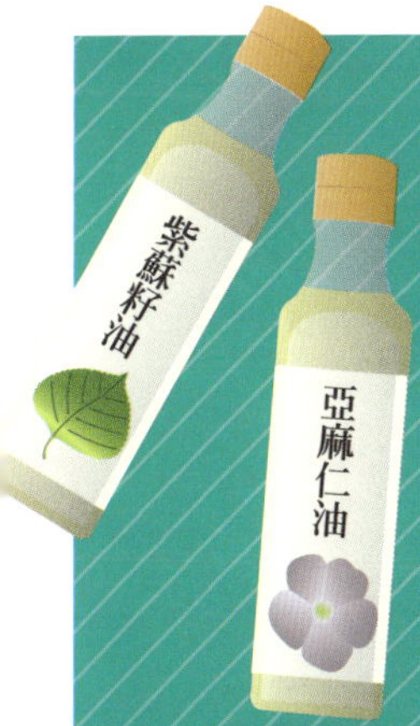

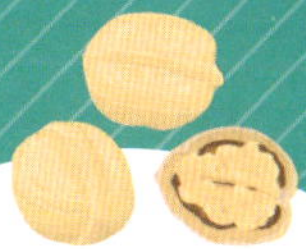

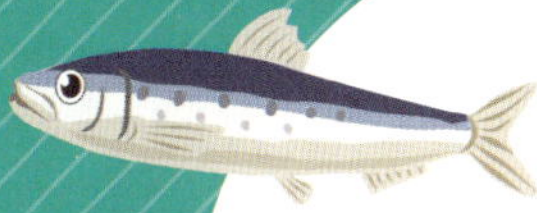

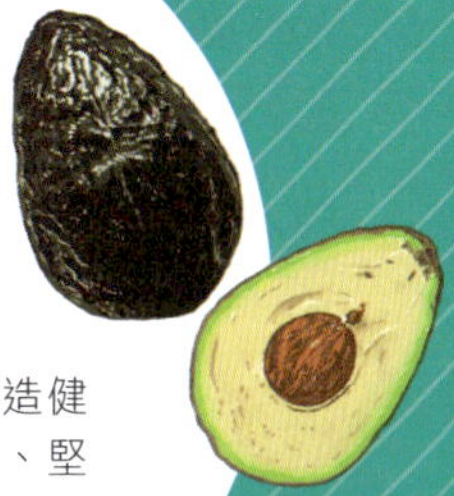

魚肉是使血液恢復清澈的食材

為了恢復血液清澈，打造健康的身體，魚肉、酪梨、堅果是不可或缺的三寶。

原來如此！
掌握食材正確的運用方法

發掘！食材的效果

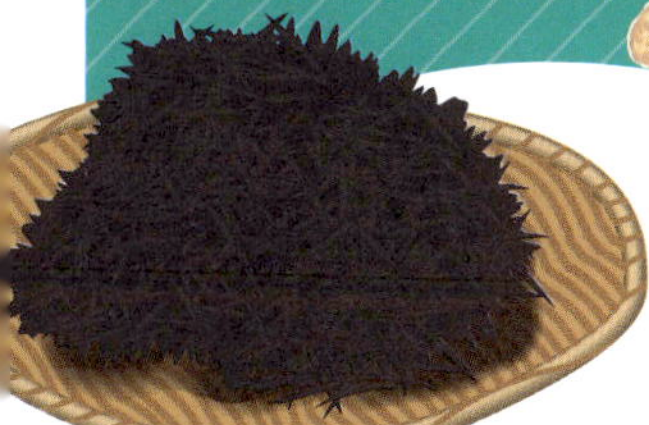

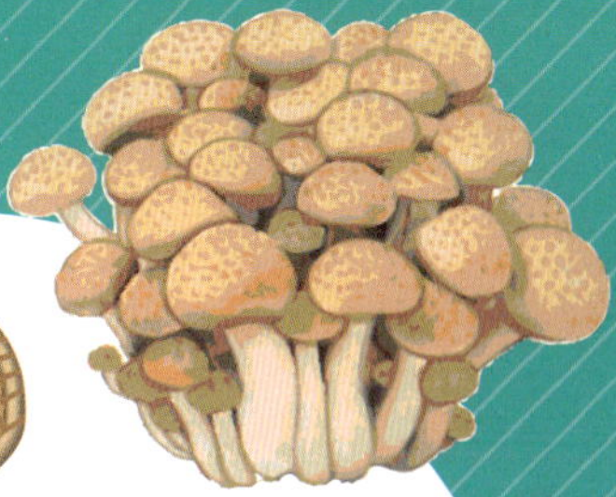

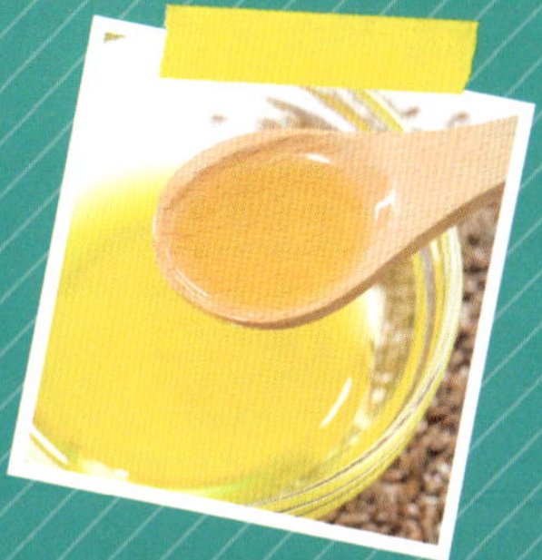

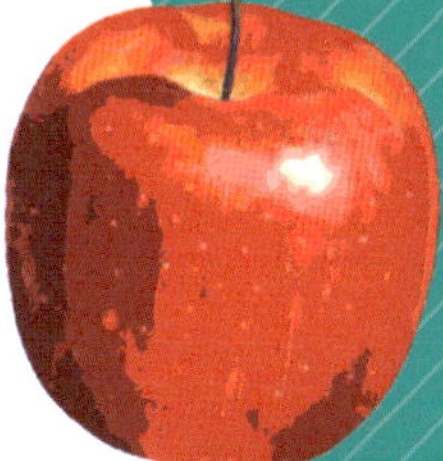

膳食纖維可發揮整腸作用

整頓腸內環境必備的膳食纖維不僅含於蔬菜中，從海藻和水果也攝取得到。

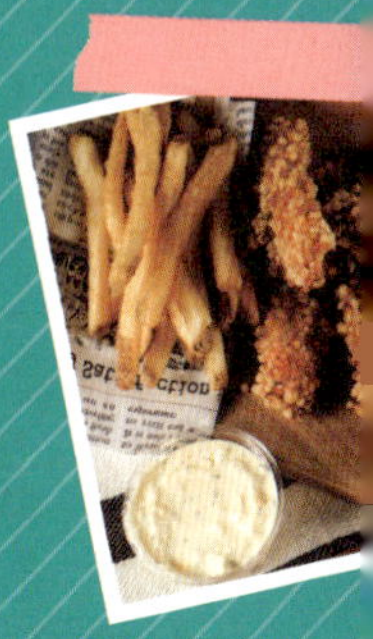

均衡攝取動物性與植物性蛋白質 1餐可吸收

製造肌肉與組織的材料，對身體非常重要！

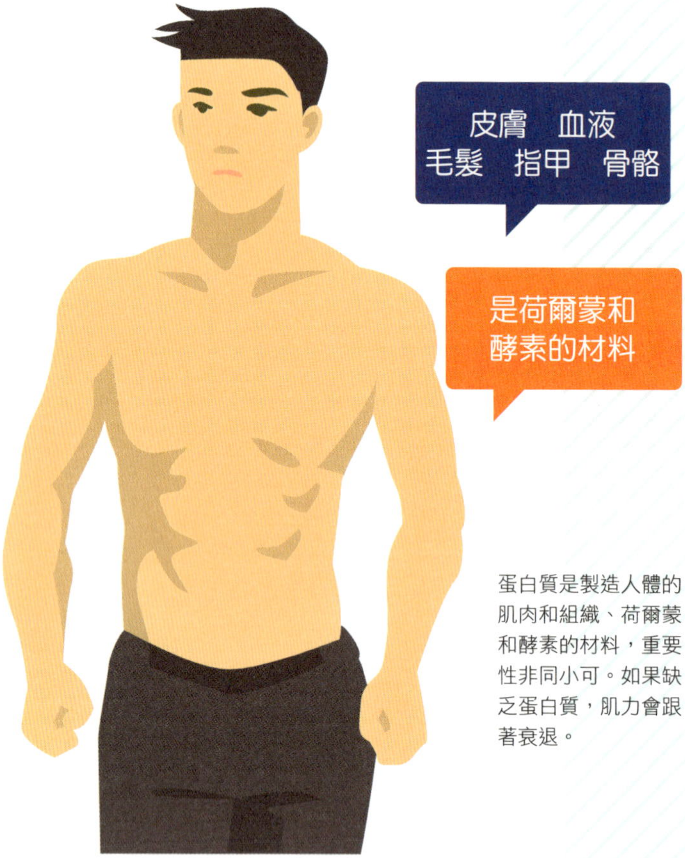
皮膚　血液
毛髮　指甲　骨骼
是荷爾蒙和酵素的材料

蛋白質是製造人體的肌肉和組織、荷爾蒙和酵素的材料，重要性非同小可。如果缺乏蛋白質，肌力會跟著衰退。

蛋白質是組成肌肉和內臟等組織的材料

含於肉類、魚肉、蛋、黃豆等食材的蛋白質，攝取後會成為肌肉和內臟、血液、骨骼和皮膚等組織。另外，蛋白質也是製造荷爾蒙和酵素的原料。

或許很多人不知道人體的重量約有20％是蛋白質。雖然占比很高，問題是蛋白質無法儲存於體內，所以必須每天透過飲食攝取。

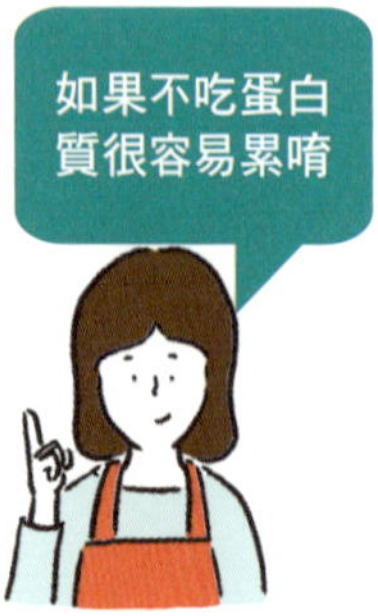
如果不吃蛋白質很容易累唷

的蛋白質上限約為20g

蛋白質無法儲存於體內

1餐的吸收量很固定（約20g）

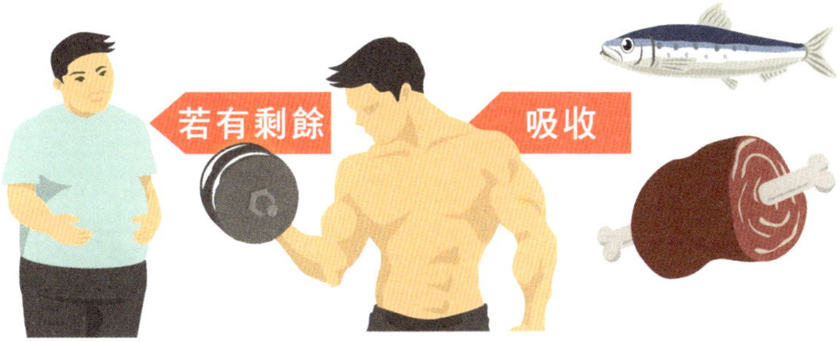

沒有全部轉換為能量所剩餘的蛋白質，因具備轉換為脂肪的性質，所以蛋白質本身無法儲存於體內。

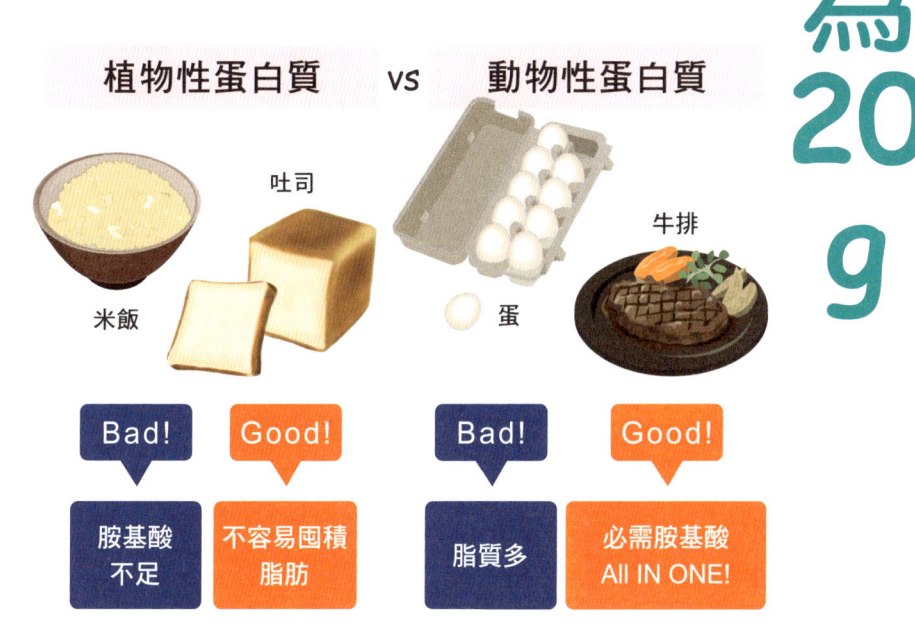

植物性蛋白質 vs 動物性蛋白質

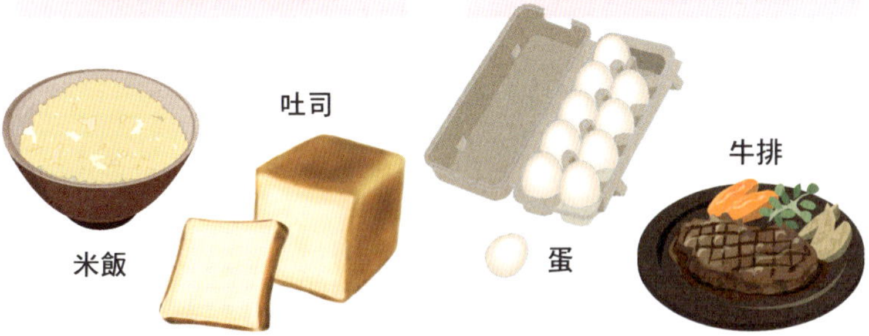

植物性蛋白質

- Bad!：胺基酸不足
- Good!：不容易囤積脂肪

雖然脂質較少很健康，缺點是只能從食物攝取的必需胺基酸並不足夠。

動物性蛋白質

- Bad!：脂質多
- Good!：必需胺基酸 All IN ONE!

體內無法生成的必需胺基酸一應俱全，缺點是脂質過高。

利用糖質 × 維生素 B_1 的組合活絡代謝！

醣類的最佳拍檔是

帶一點油花的豬肉

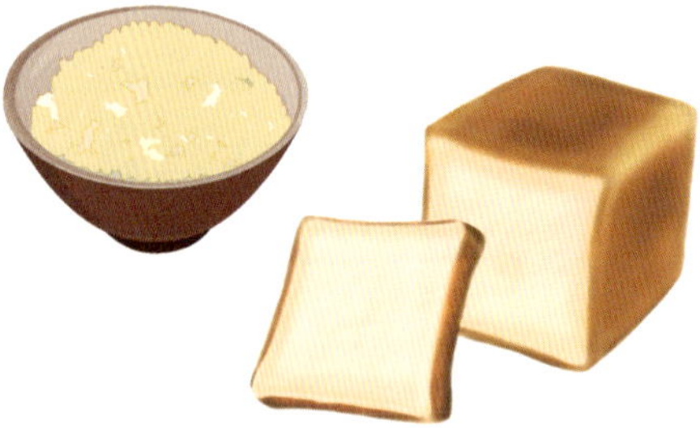

醣類雖然是能量來源，但也是容易轉為脂肪、造成肥胖的營養素。

沒有代謝就會轉為脂肪

沒有轉為能量的醣類和脂質都會成為脂肪，囤積在體內。

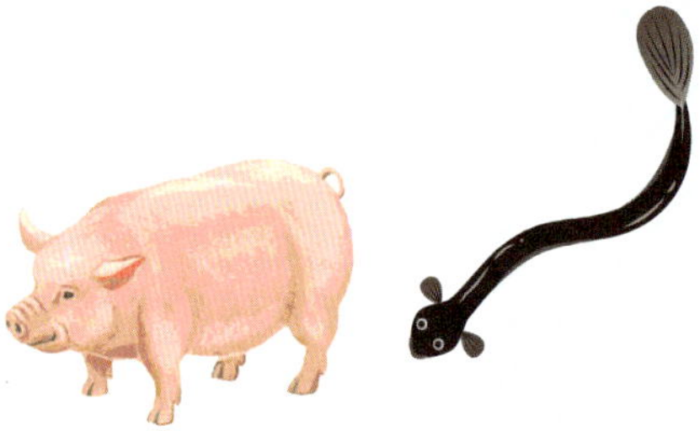

豬肉、糙米、鰻魚等含有的維生素B_1，有助於代謝脂肪的源頭—醣類。

利用代謝轉換為能量

人體可以透過代謝把醣類和脂質轉換為能量。

為了避免脂肪囤積
醣類和脂質都不可攝取過量

肥胖的主要原因是醣類和脂質攝取過量。

因為這個緣故，醣類和脂質常被視為罪大惡極的存在，但這兩者也是維持生命活動的重要能量來源。不過，醣類和脂質無法直接轉換為能量。

成為肥胖主因的醣類，必須透過維生素B_1才得以轉換為能量。因此攝取醣類時，也必須一併攝取含有維生素B_1的豬肉和鰻魚等。

另外，為了增加飽足感，攝取適量的脂質也是防止自己吃太多的好方法。

維生素 B1 的功效①

使思路變得更清晰

醣類是腦部唯一的能量來源。攝取維生素B1有助於腦部能夠順利消耗能量。這也是為什麼只要長時間用腦就會想補充醣類的原因。

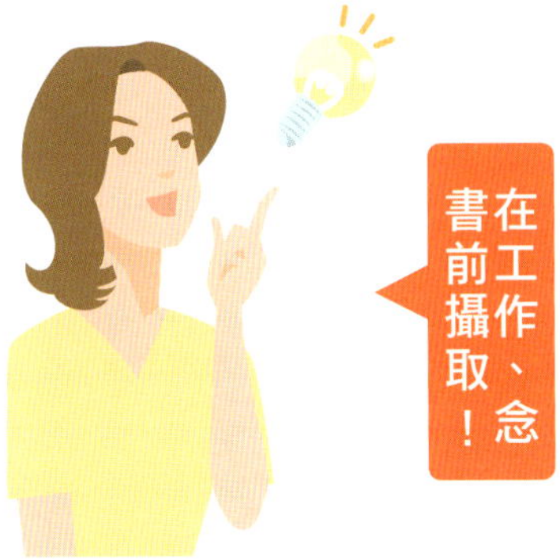

維生素 B1 的功效②

消除焦慮與壓力！

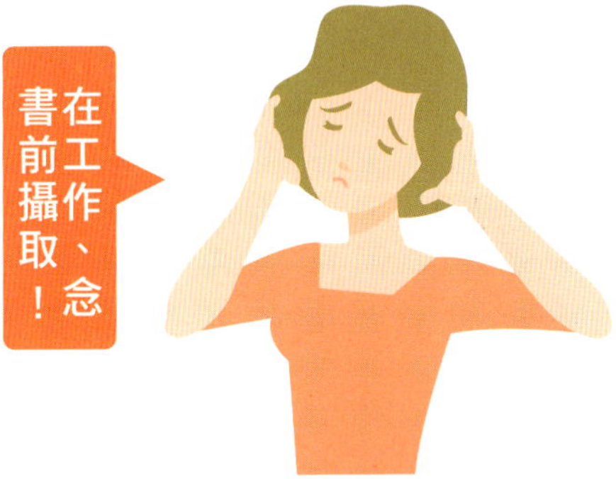

缺乏維生素B1會使醣類無法順利轉換為能量，而能量不足會造成焦慮與疲勞產生。所以補充醣類時別忘了同時補充維生素B1。

適量攝取脂質以達到減醣的目的

很多人都以為脂質=脂肪，但忽略了脂質也是很重要的能量來源。而且優點是只要少量攝取就能獲得飽足感，所以適量攝取能夠有效減少一餐的食量。具體來說，與其多吃白飯，不如吃一點帶有少許油花的豬肉。

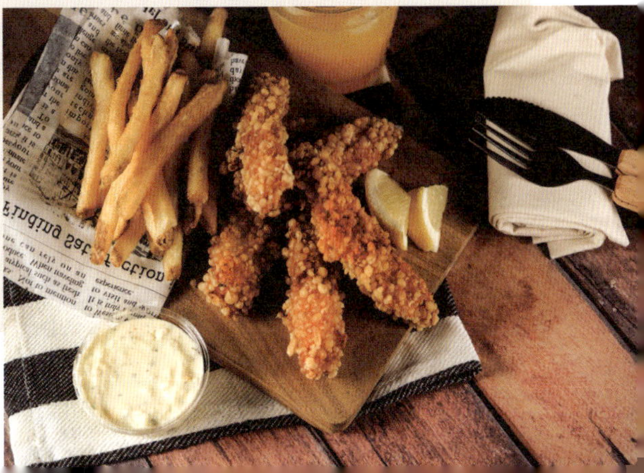

有益身體的油脂是必要的營養素

吃亞麻仁油有益健康

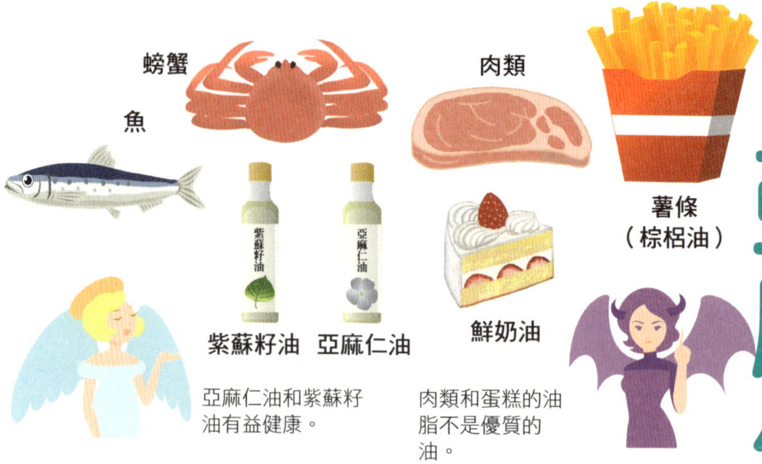
螃蟹
魚
紫蘇籽油
亞麻仁油
肉類
鮮奶油
薯條
（棕梠油）

亞麻仁油和紫蘇籽油有益健康。

肉類和蛋糕的油脂不是優質的油。

好油 VS 壞油

飽和脂肪酸會有健康風險

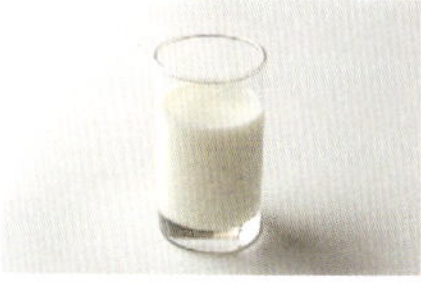

牛奶含有的飽和脂肪酸容易轉為脂肪。

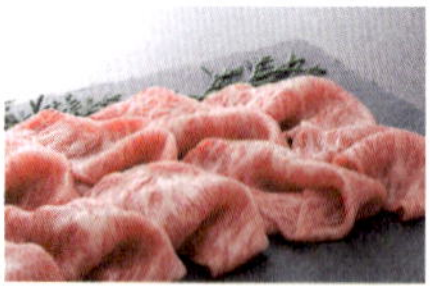

含於肉類的油脂基本上都是飽和脂肪酸。

也要留意植物油脂的標示

名稱	脂肪抹醬
油脂含有率	40%
原料名稱	食用植物油脂、食用精製加工油脂、食鹽、安定劑（加工澱粉）……

「植物油脂」也含有棕梠油。

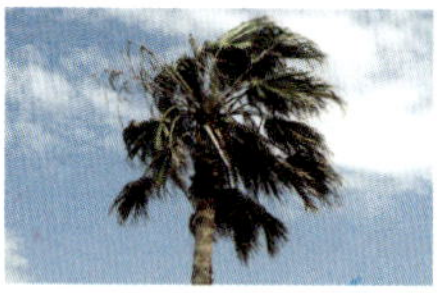

棕梠油稱不上有益健康。

料理的油是否健康，取決於你是否做了正確的選擇

用於料理的油脂，成分都來自脂質。油脂的性質依照主要成分的脂肪酸所決定，簡單來說，動物性油脂含有大量的飽和脂肪酸，而植物性油脂含有大量的不飽和脂肪酸。一般而言，動物性油脂較容易轉為脂肪，相反地，青背魚和植物性油脂所含的OMEGA-3不飽和脂肪酸，能夠降低三酸甘油脂，以及減少壞膽固醇。

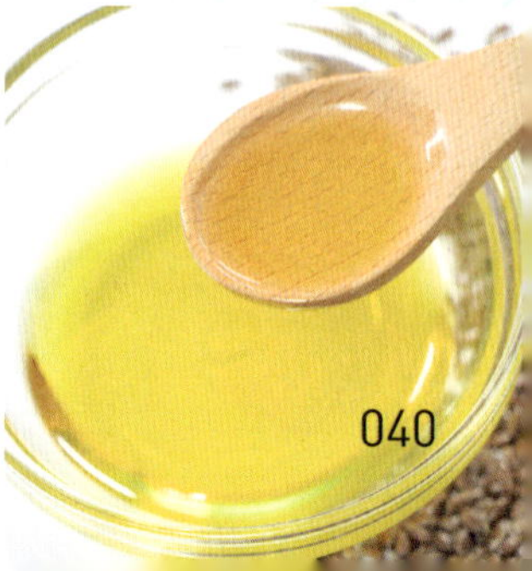

可降低罹病風險，無法在體內合成的油

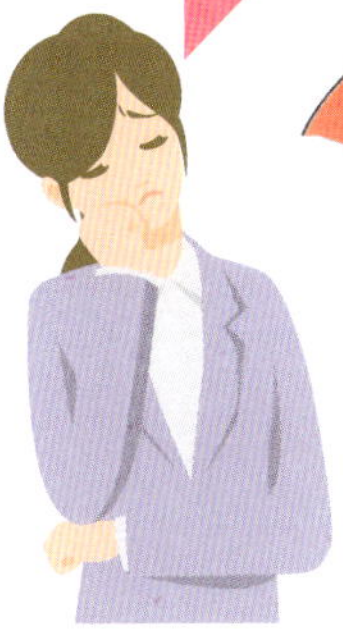

OMEGA-3脂肪酸是什麼？

含於亞麻仁油和紫蘇籽油，是一種有益健康的油脂

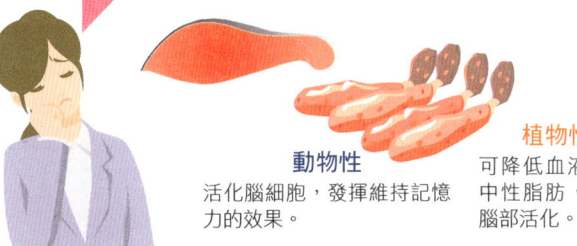

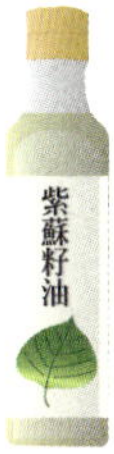

動物性
活化腦細胞，發揮維持記憶力的效果。

植物性
可降低血液中的中性脂肪，促進腦部活化。

DHA　EPA　α-亞麻酸

其他油脂的種類

OMEGA-6脂肪酸　必須適量攝取的油脂

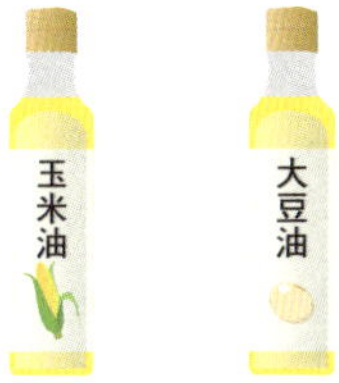

玉米油　大豆油

是一種不飽和脂肪酸，屬於人體無法自行合成的必需胺基酸之一。含於玉米油和大豆油。能夠降低血液中的膽固醇濃度。

可以減少壞膽固醇喔

OMEGA-9脂肪酸　對身體沒有壞處的油脂

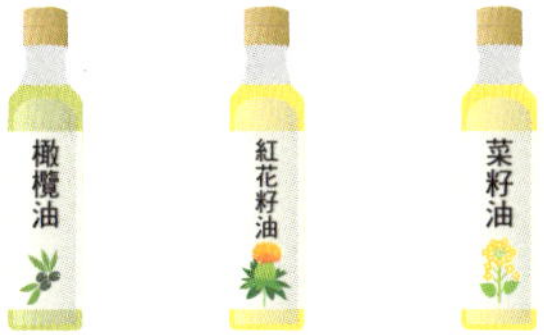

橄欖油　紅花籽油　菜籽油

不屬於必需脂肪酸的不飽和脂肪酸之一。含於橄欖油和菜籽油等。能夠降低血液中的壞膽固醇濃度。

雖然有益健康，但體內可自行合成

反式脂肪　最好別吃的油脂

人造奶油

含於人造奶油等製品的脂肪酸，和飽和脂肪酸一樣，對身體會產生各種負面影響。被視為沒有必要從食品攝取的油脂。

人造油

腸內環境的好壞

整頓腸道時不可或缺的營養素

水溶性膳食纖維的效果

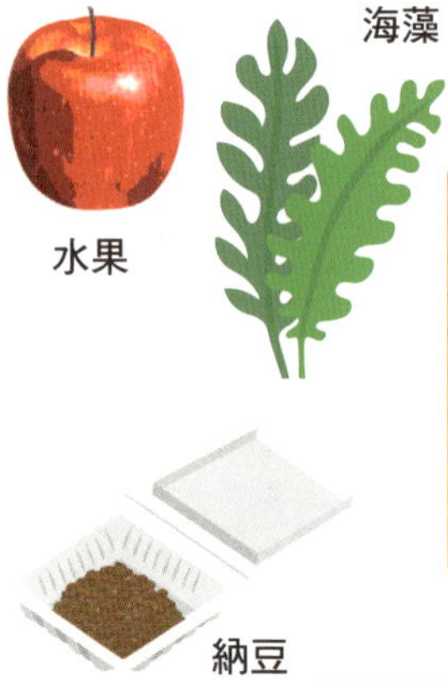
水果
海藻
納豆

蔬菜和水果含有的果膠、納豆和海藻含有的海藻酸都屬於水溶性膳食纖維。

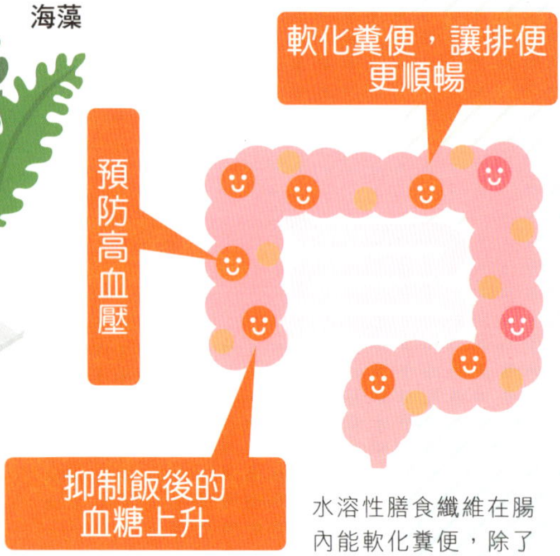
軟化糞便，讓排便更順暢
預防高血壓
抑制飯後的血糖上升

水溶性膳食纖維在腸內能軟化糞便，除了預防高血壓，也有抑制血糖上升的效果。

非水溶性膳食纖維的效果

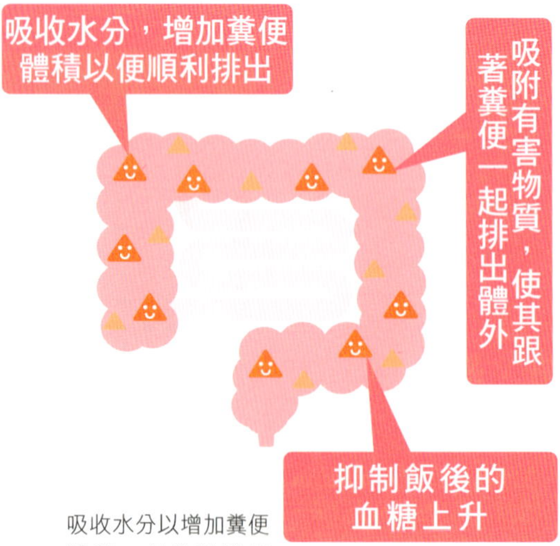

吸收水分以增加糞便體積，促進腸道蠕動，並吸附有害物質，跟著糞便排出。

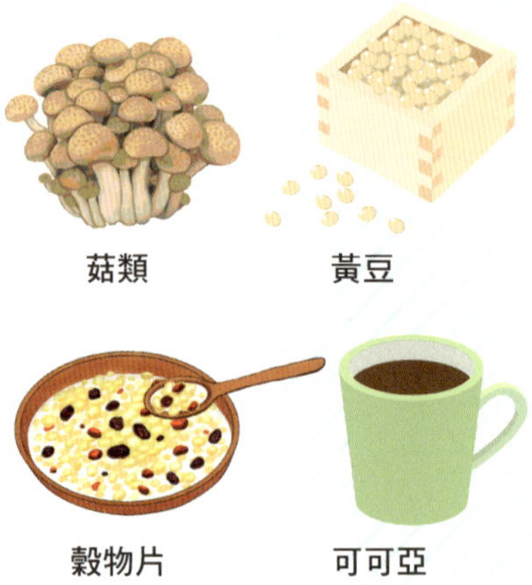
菇類
黃豆
穀物片
可可亞

菇類、黃豆、穀物片等含有的纖維素和木質素等都是非水溶性膳食纖維。

全看膳食纖維

膳食纖維攝取量不足是日本所有年齡層的通病

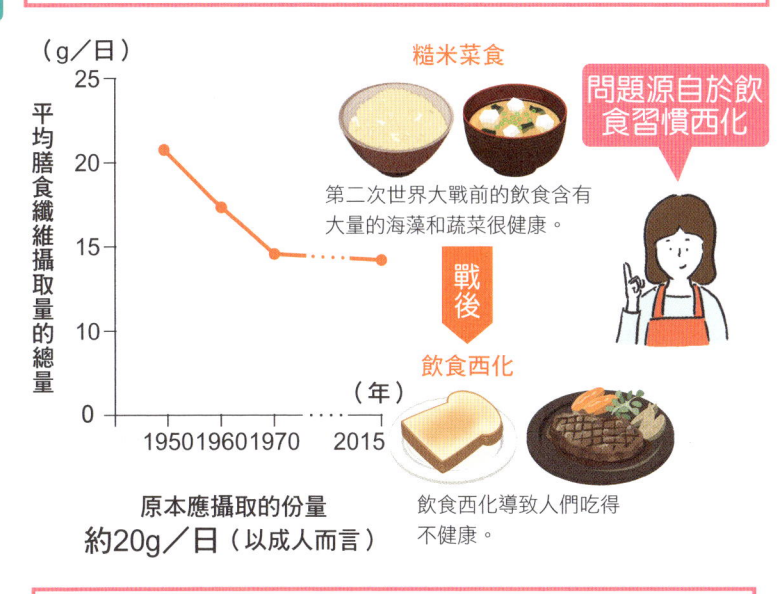

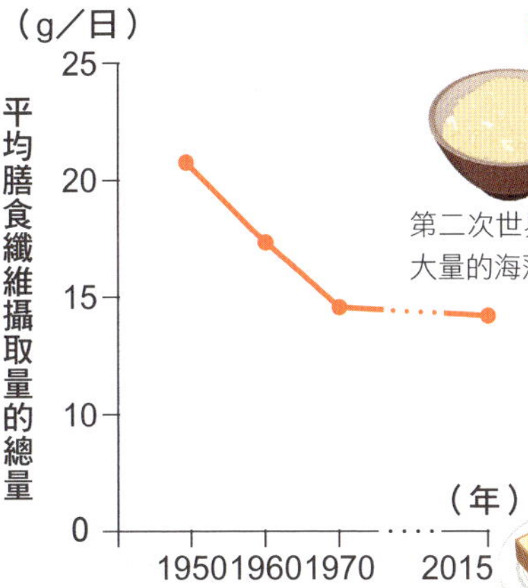

糙米菜食

第二次世界大戰前的飲食含有大量的海藻和蔬菜很健康。

問題源自於飲食習慣西化

戰後

飲食西化

飲食西化導致人們吃得不健康。

原本應攝取的份量
約20g／日（以成人而言）

膳食纖維含量高！4種最佳食材

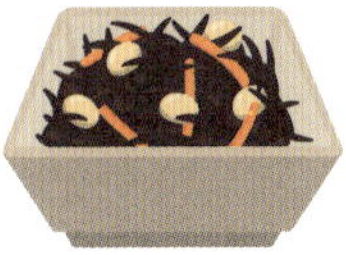

羊栖菜
海藻類的含有量呈壓倒性居多。

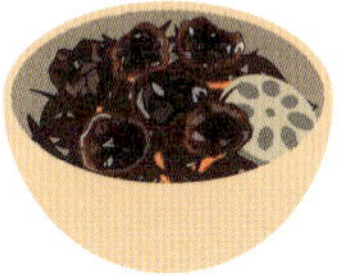

木耳
中華料理中常見的食材，也富含膳食纖維。

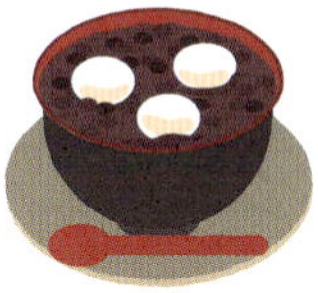

紅豆
利用吃紅豆飯和紅豆湯等機會儘量補充。

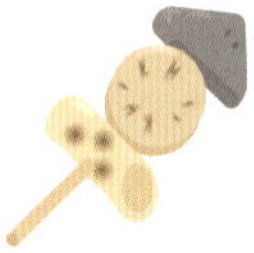

蒟蒻
蒟蒻粉是膳食纖維的寶庫。

日本傳統的飲食含有大量的膳食纖維

二戰後日本受到歐美文化的影響，脂質和醣類的攝取量逐漸增加，但蔬菜和海藻卻愈吃愈少。這樣的改變也引發了嚴重的問題。

膳食纖維除了能抑制血糖急速上升，還有預防高血壓、幫助排便順暢的作用，對人體而言是非常重要的營養素，請各位務必養成積極攝取的習慣。

脂質 × 維生素 B_2 ＝能量

利用動物肝臟與黃豆製品，燃燒多餘的脂肪！

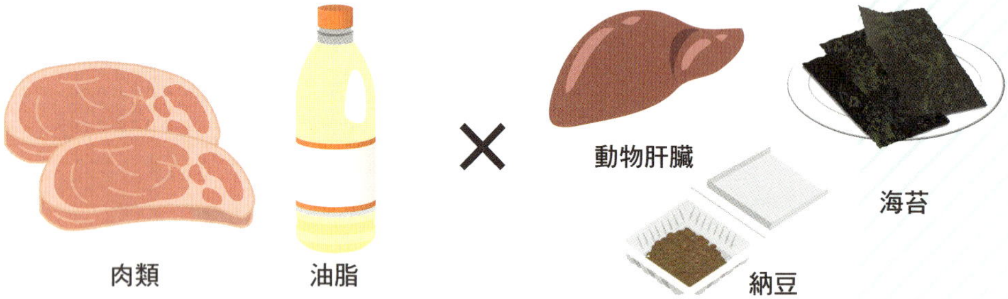

脂質
含於肉類和油脂的脂質會轉換為能量，但也容易轉為脂肪。

維生素 B_2
動物肝臟和納豆等黃豆製品含有的維生素B_2會將脂肪轉為能量。

富含維生素B_2的食材

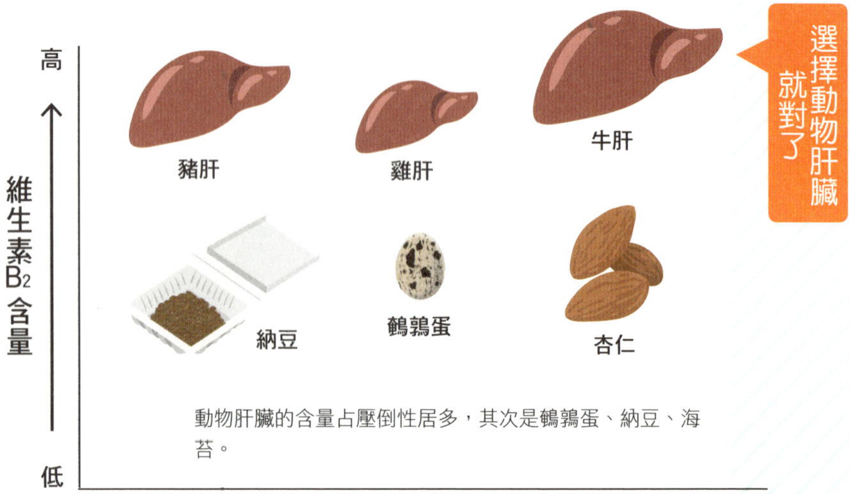

動物肝臟的含量占壓倒性居多，其次是鵪鶉蛋、納豆、海苔。

3大營養素

碳水化合物（醣質＋膳食纖維） × 蛋白質 × 脂質

減重效果最強的組合 → 維生素B2 → 轉換為能量

維生素B2不只有助於分解脂質，也能幫助蛋白質與碳水化合物的分解，是減重的強力幫手。

維生素B2的其他效果

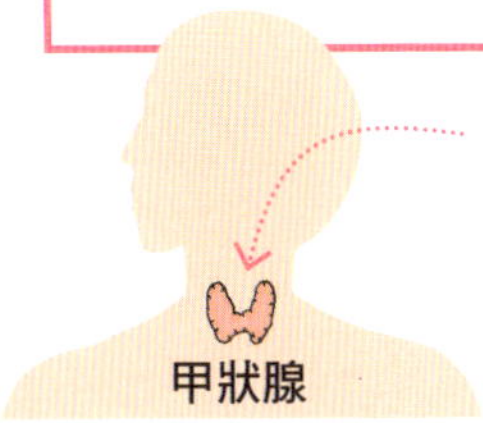

維生素B2

維生素B2也與甲狀腺的作用有關，能夠提升新陳代謝。

不足 → **新陳代謝紊亂**

維生素B2不足會造成新陳代謝的紊亂。

充足 → 代謝、血液清澈、苗條

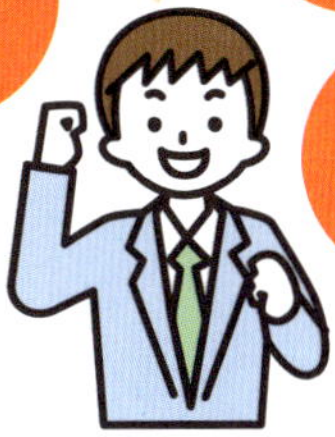

充分攝取維生素B2，不但可以讓血液保持清澈，也有防止肥胖的效果。

便祕、冰冷症、浮腫

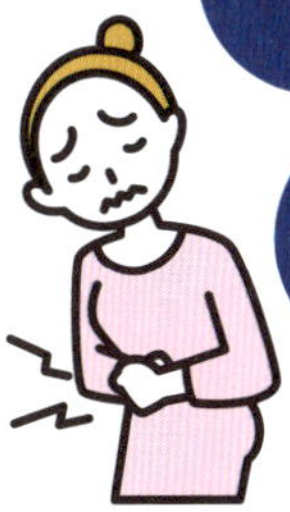

新陳代謝若變得紊亂，身體就會出現冰冷症、便祕等各種問題。

維生素B_2是防止肥胖、促進代謝的必備營養素

維生素B_2可促進細胞的再生與成長，號稱是「發育的維生素」。有促進脂質代謝的作用，所以對減重的人而言，絕對是不可或缺的重要營養素。

維生素B_2也具備將蛋白質與醣類轉為能量的作用，將之稱為「專為抑制脂肪生成的維生素」也不為過。另外，維生素B_2也有維持荷爾蒙平衡的作用。

美容與年輕的

攝取維生素E以消除活性氧！

活性氧引起的3大問題

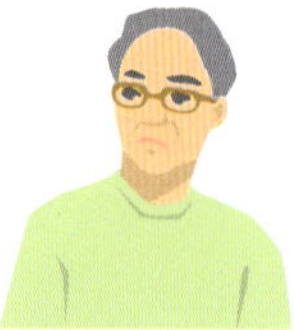

皺紋、黑斑

因氧化造成的危害，皺紋和黑斑都會增加。

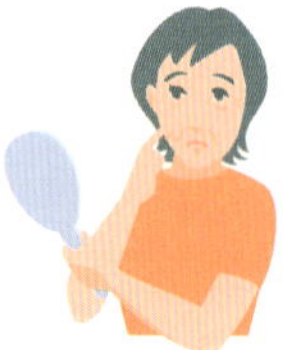

老化

因細胞氧化加速老化的進行。

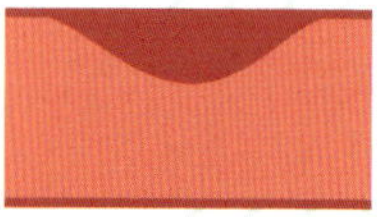

動脈硬化

蛋白質的變性是動脈硬化的原因。

維生素E可去除活性氧

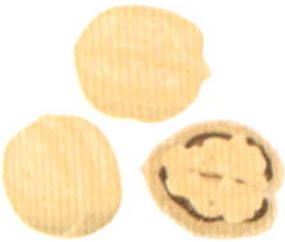

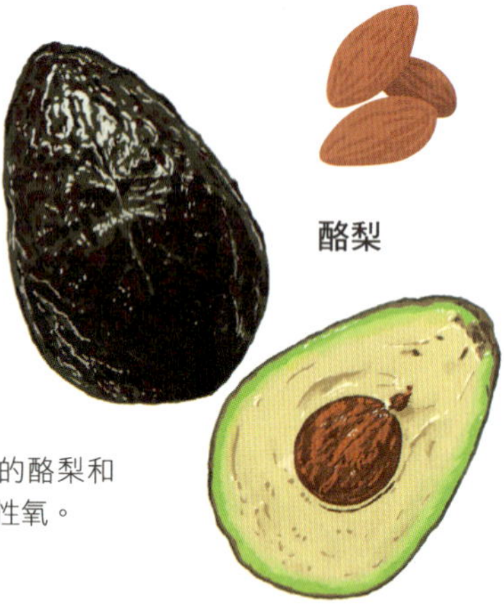

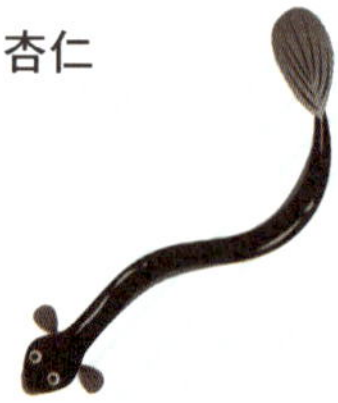

攝取富含維生素E的酪梨和堅果類，可消除活性氧。

維生素E的效果　抗氧化作用帶來的4大好處

降血壓

防止細胞氧化，可達到降血壓的效果。

回春

抗氧化作用可使肌膚保持彈性與潤澤。

美容

增添肌膚與秀髮的光澤，帶來明顯的美容效果。

減少壞膽固醇

降低壞膽固醇有助於預防各種疾病。

祕訣是酪梨與杏仁

抗氧化作用可達到回春效果 維生素E可防止老化

美容與青春永駐是許多女性共通的願望，這時，少不了維生素E這個得力幫手。維生素E可抑制活性氧的活動，延緩肌膚和細胞氧化，對回春和抗老化功不可沒。

維生素E是消除活性氧的頭號大將。另外也有降血壓和使壞膽固醇減少的效果。酪梨、杏仁等堅果都富含維生素E，都是很好的補充來源。

富含維生素 E 的食材

酪梨、杏仁是首選

地中海料理好像對養顏美容很有效喔

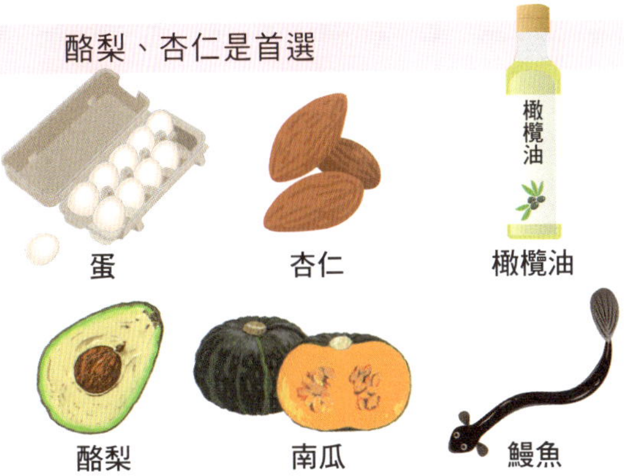
蛋
杏仁
橄欖油
橄欖油
酪梨
南瓜
鰻魚

蛋和橄欖油也含有維生素E。特別推薦可當作點心攝取的杏仁等堅果。

其他抗氧化物質…

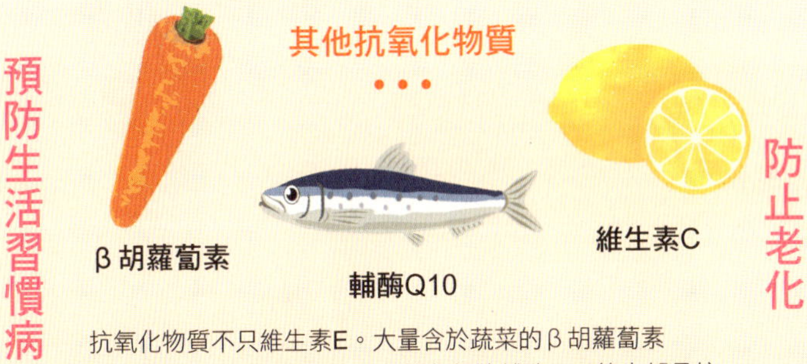
預防生活習慣病
β胡蘿蔔素
輔酶Q10
維生素C
防止老化

抗氧化物質不只維生素E。大量含於蔬菜的β胡蘿蔔素和維生素C，以及含於沙丁魚等魚類的輔酶Q10等也都是抗氧化物質。

雖然最近很常看到……特保到底是什麼？

健康機能的標示不能含糊隨便

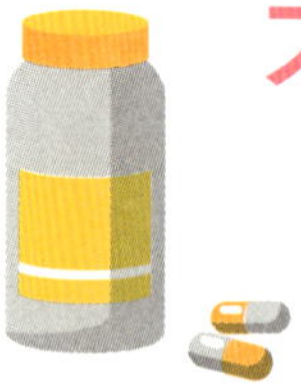

降膽固醇、降血壓

厚生勞動省認可
(特定保健用食品標章)

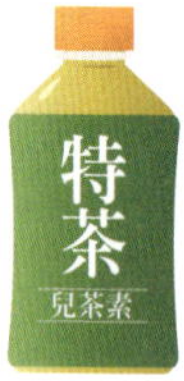

特茶
兒茶素

特定保健用食品（特保）
日本針對健康機能的標示設有特定的規範，
尤其對特定保健用食品的審查更是嚴格。

健康機能的標示範例

- 有助於減少體脂肪
- 抑制糖分的吸收
- 專為在意血糖的人設計

特保與「保健機能食品」可以標示效果

保健機能食品

特保　營養機能食品　機能性表示食品

保健機能食品共分為3種，其中審查最為嚴格的是特定保健用食品，被歸為門檻高的類別。

一般健康食品

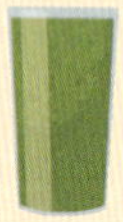

青汁

青汁等一般健康食品，不可標示有關健康的機能。

雖然不是醫藥品，但其健康效果具備科學根據

如果要在產品外包裝標示具備健康機能的效果，必須達成一定的條件。

如左圖所示，有健康機能標示的食品，稱為「保健機能食品」。保健機能食品共分為機能性表示食品、營養機能食品、特定保健用食品3種，每一種規定的條件不同，但其健康效果具備科學根據。順帶一提，保健機能食品並不是醫藥品，不可混為一談。

3種保健機能食品

特定保健用食品（特保）

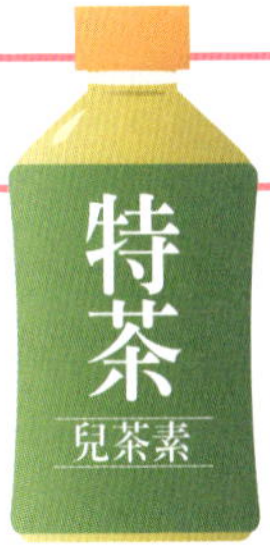

要通過國家認證
真不容易啊

政府審查

↓ 批准與許可

血糖、體脂肪效果標示OK

特定保健用食品是必須通過國家嚴格的審查才能獲得認證的產品，被歸於門檻最高的健康食品。

機能性表示食品

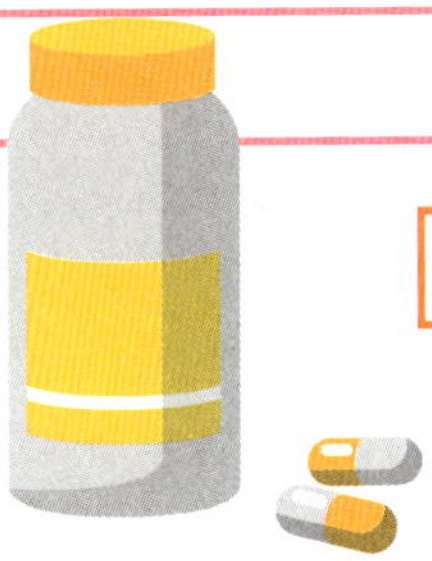

申請

↓ 無需審查

標示有科學根據

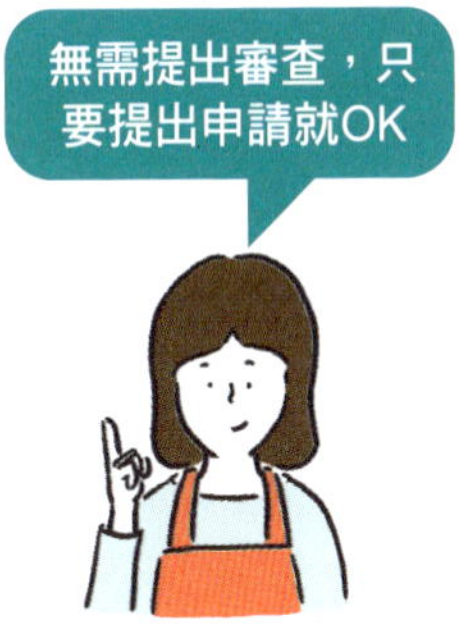
無需提出審查，只
要提出申請就OK

雖然無需審查，但須提出申請。可標示出其效果的科學根據。

營養機能食品

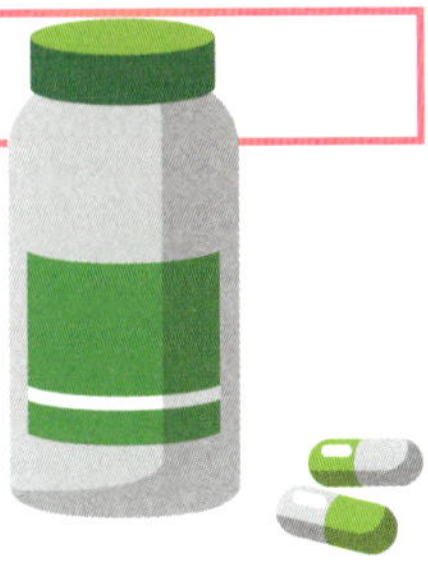

無需審查、申請

↓ 確認是否符合規格基準

可標示出營養成分

無需審查、申請，可依照國家基準，標示營養成分的食品。

膠原蛋白會在體內被分解

只攝取膠原蛋白無法獲得任何美容效果

膠原蛋白的錯誤認知

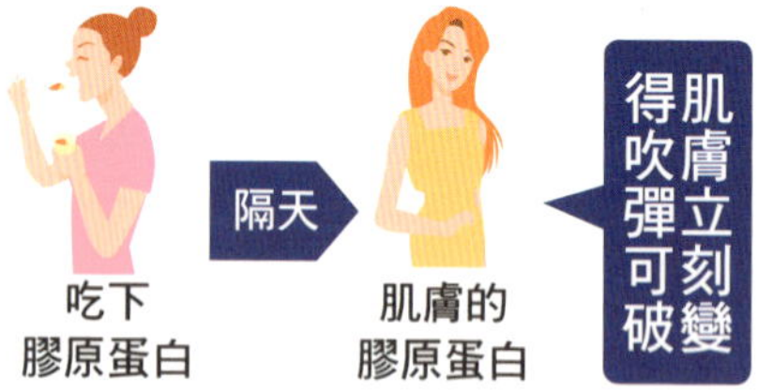

我們吃下的膠原蛋白並不是立刻成為體內的膠原蛋白，一定會先分解成胺基酸。

膠原蛋白的真相

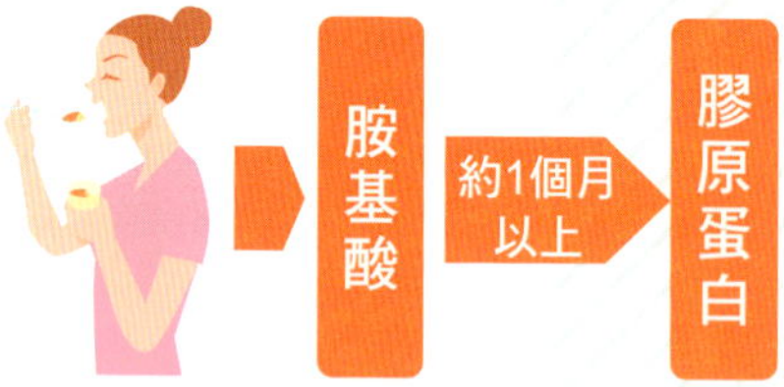

吃下的膠原蛋白會先被分解為胺基酸，經過1個月以上才會合成為組織的膠原蛋白。

膠原蛋白的合成過程

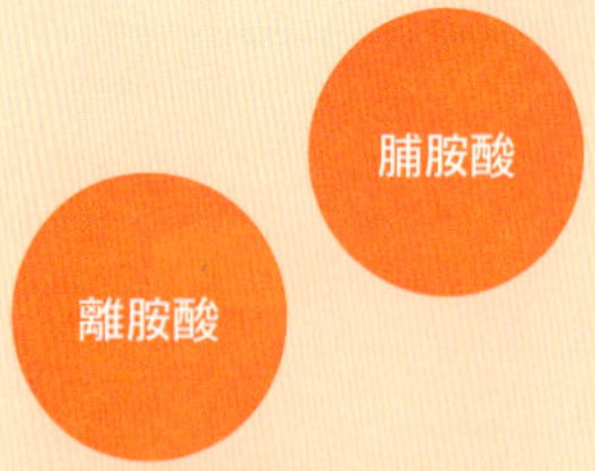

脯胺酸
離胺酸

胺基酸

胺基酸之一的離胺酸和脯胺酸會成為合成膠原蛋白的材料。

×

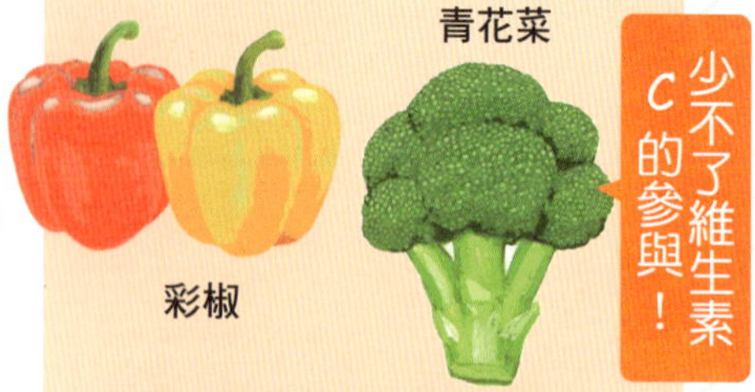

青花菜
彩椒
少不了維生素C的參與！

維生素C

膠原蛋白的合成過程中必須有維生素C與胺基酸的參與。

＝

膠原蛋白

維生素C和蛋白質都很重要

膠原蛋白在體內的功能是什麼？

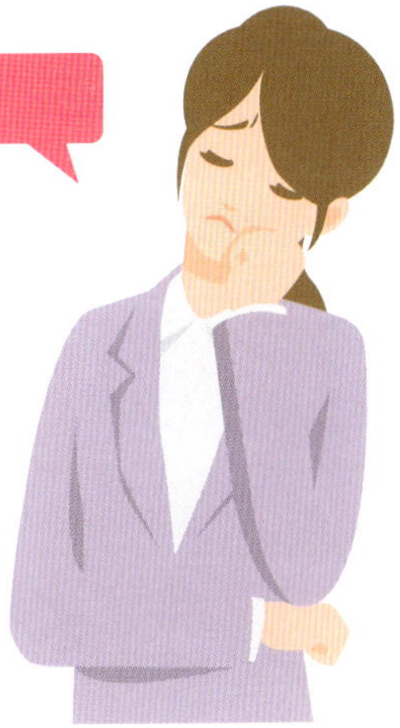

占體內蛋白質的30%	骨骼、肌腱、軟骨
維持皮膚的彈性	占皮膚的70%

膠原蛋白是組成皮膚組織與骨骼的材料。

富含離胺酸的食材

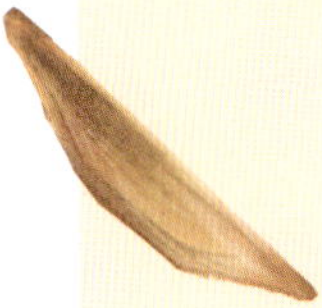

柴魚片

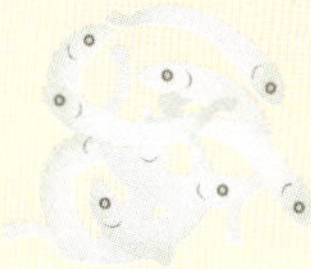

吻仔魚乾

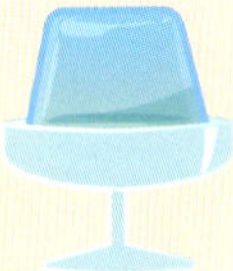

明膠

除了明膠，柴魚片和吻仔魚乾也含有大量的離胺酸。

富含脯胺酸的食材

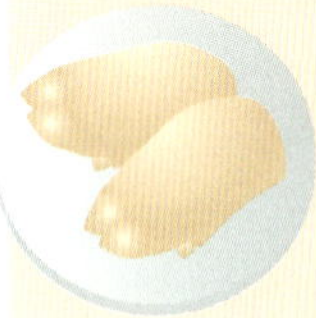

豬腳

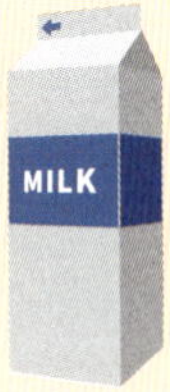

牛奶

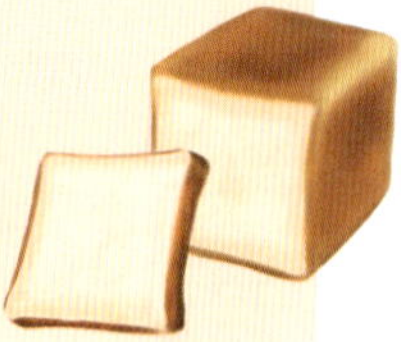

小麥

豬腳等含有大量膠原蛋白的食品也富含脯胺酸。

為了合成膠原蛋白，不是只需攝取膠原蛋白

許多人為了維持肌膚健康都會積極攝取市售的膠原蛋白保健食品，或是常吃富含膠原蛋白的食品。不過，很多人不知道其實膠原蛋白也是蛋白質的一種。

當作食品攝取的膠原蛋白和普通的蛋白質一樣，都會先分解成胺基酸，接著在製造身體組織的過程中有部分合成為膠原蛋白。換言之，即使沒有刻意攝取膠原蛋白，但只要確實補充蛋白質與維生素C，依舊能維持肌膚的光采。

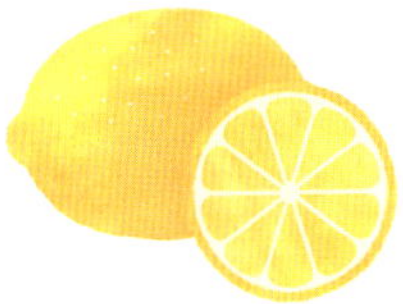

能夠預防宿醉的最佳下酒菜

雖然能夠不要貪杯是最好的……

菸鹼酸（維生素B_3）能夠分解酒精

我就是最佳下酒菜

為了防止宿醉，祕訣就是挑選富含菸鹼酸的鰹魚和雞胸肉當下酒菜。

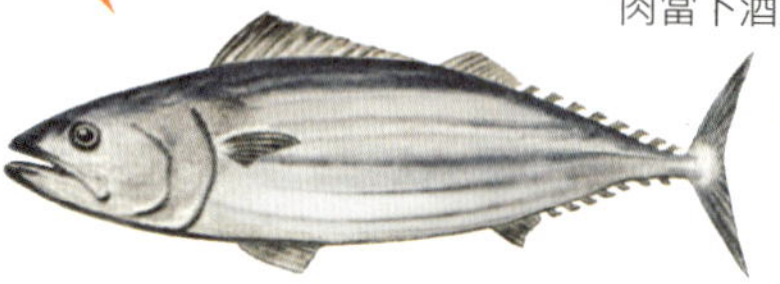

鰹魚

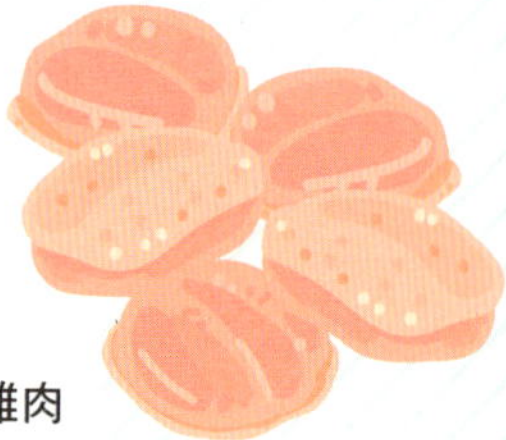

雞肉

菸鹼酸的效果

預防發炎

炎症

菸鹼酸能促進皮膚和黏膜的健康，預防發炎。

代謝酒精

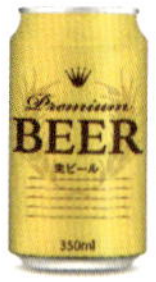

菸鹼酸能夠分解代謝酒精時，產生宿醉症狀的毒素。

醣類、脂質、蛋白質的代謝

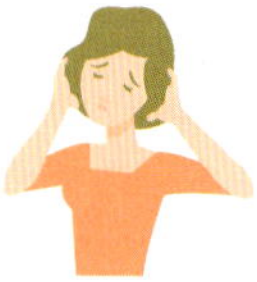

菸鹼酸在醣類、脂質、蛋白質的代謝上扮演著輔助的角色。

安神

代謝

攝取大量的菸鹼酸有助血清素合成，發揮安神的作用。

能夠分解毒素，避免宿醉的營養素

對喝酒的人而言，最不希望遇到的事就是隔天宿醉未醒吧。宿醉的原因是分解酒精時產生的乙醛沒有被代謝乾淨。菸鹼酸等某些營養素能夠發揮積極分解乙醛的作用。建議各位選擇富含菸鹼酸的鰹魚和雞肉當作下酒菜，這樣就不必太擔心宿醉傷身了。

是鰹魚和雞胸肉

含有菸鹼酸的食材

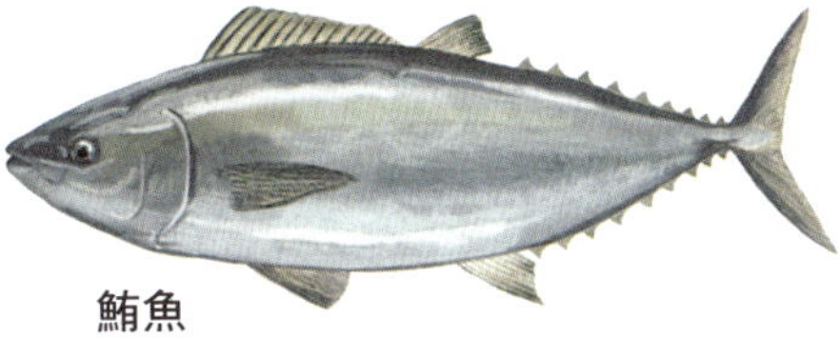
鮪魚

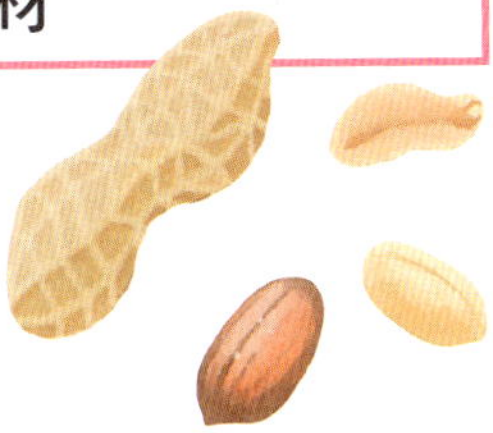
花生

生魚片和炸雞塊都是很棒的下酒菜！

除了鮪魚與雞肉，花生、舞菇等菇類也含有豐富的菸鹼酸。

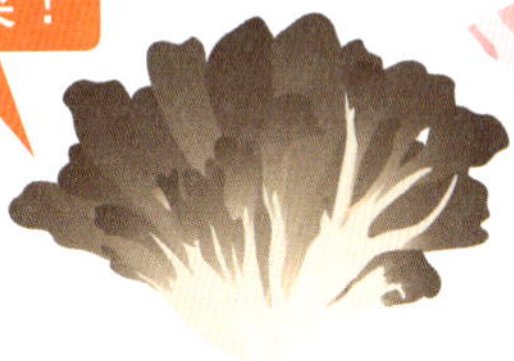
舞菇

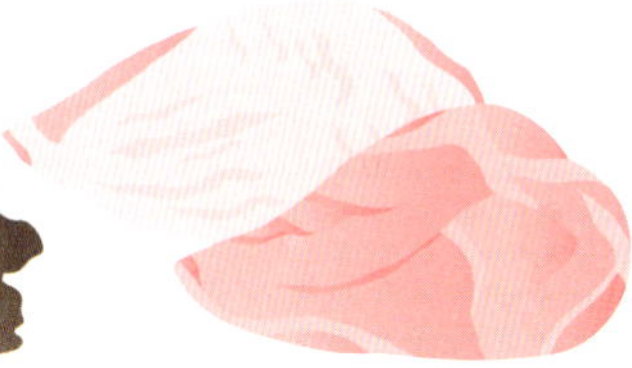
雞胸肉

請積極攝取有助酒精分解的營養素

酒最好還是不要喝太多

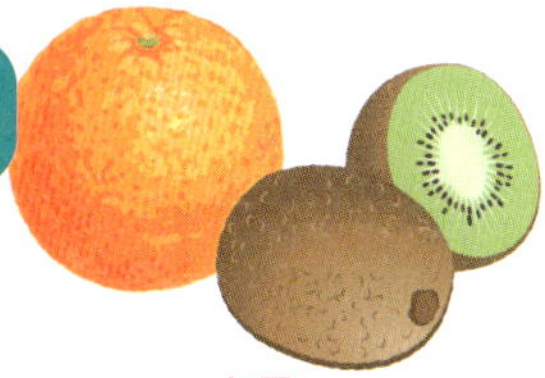
水果

維生素C有助於乙醛的分解。所以富含維生素C的柑橘類和奇異果為首選。

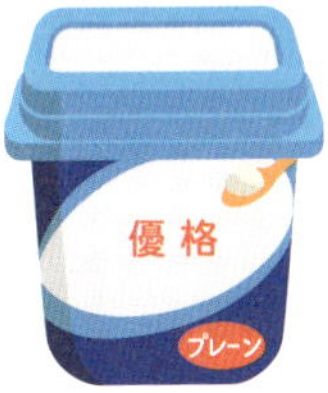

優格

攝取蛋白質有助分解酒精。而且優格容易消化，不會造成胃部負擔。

防止宿醉的營養素

可以分解乙醛的不是只有菸鹼酸。適度攝取維生素C和蛋白質也能加速體內的乙醛分解。

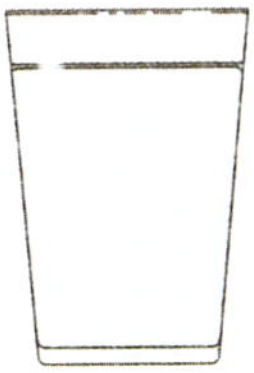
水

喝水可以稀釋血液中的乙醛濃度。記得適度補充水分。

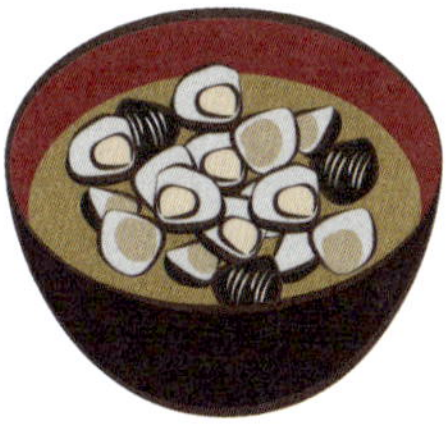
蜆仔味噌湯

大量含於蜆中的鳥胺酸是作用於肝臟的胺基酸，有助於排毒。味噌本身也含有豐富的營養。

對抗壓力時不可缺少的法寶!?

維生素C之王不是檸檬而是青花菜

其實蔬菜的含量相當高!?

維生素 C 的功效

維生素 C= 檸檬的觀念並不正確，其實蔬菜和薯芋類都含有豐富的維生素 C。

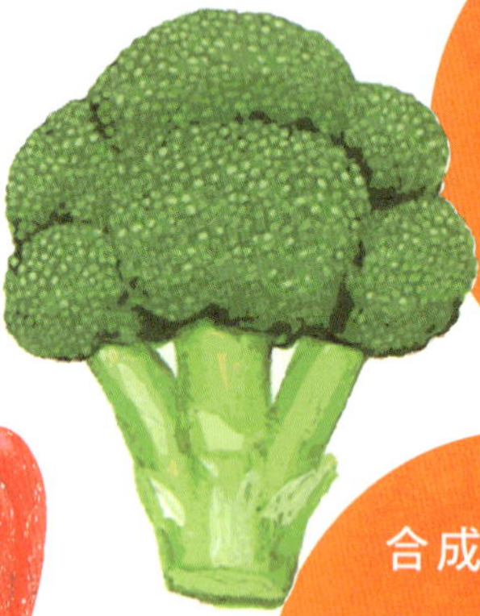

消除活性氧

維生素C具備消除活性氧的抗氧化作用，抗齡的效果也備受期待。

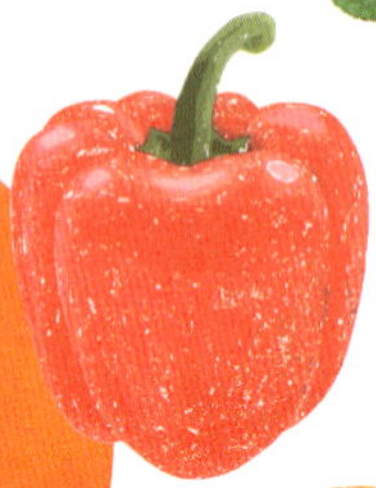

幫助鐵質的吸收

吸收攝取進體內的鐵質，是維持健康的得力助手。

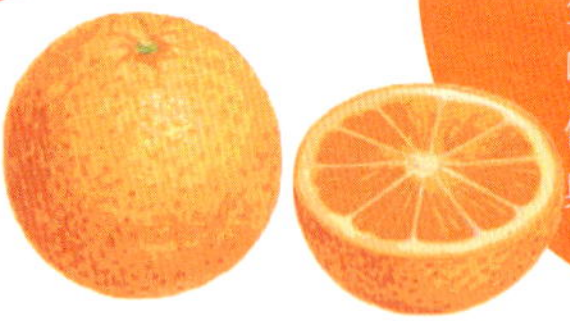

合成膠原蛋白

維生素C是合成膠原蛋白的材料，是擁有吹彈可破的肌膚的必備營養素。還有回春與美容的效果。

維生素C具備消除疲勞與壓力的效果

說到維生素C，很多人都會想到夏日的防曬與美白，但維生素C的功效可不僅於此。

維生素C是合成具備抗壓效果的皮質荷爾蒙的材料。所以不只用於應付酷暑，維生素C也是對抗壓力的重要角色。此外，維生素C也具備抗氧化作用，參與膠原蛋白的合成，所以適量攝取可望達到防止老化與養顏美容的效果。

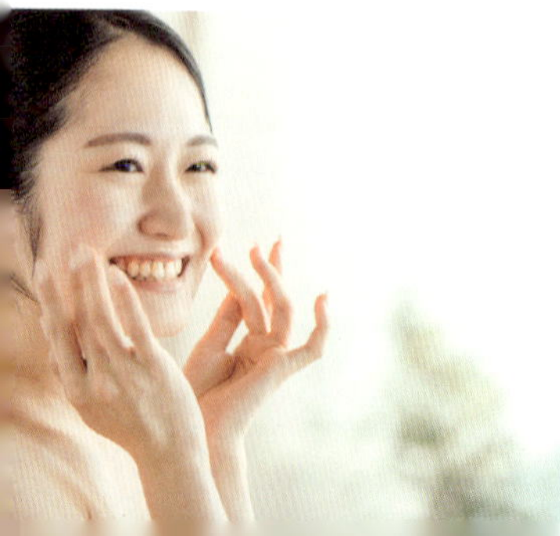

壓力過大會大量消耗維生素C!?

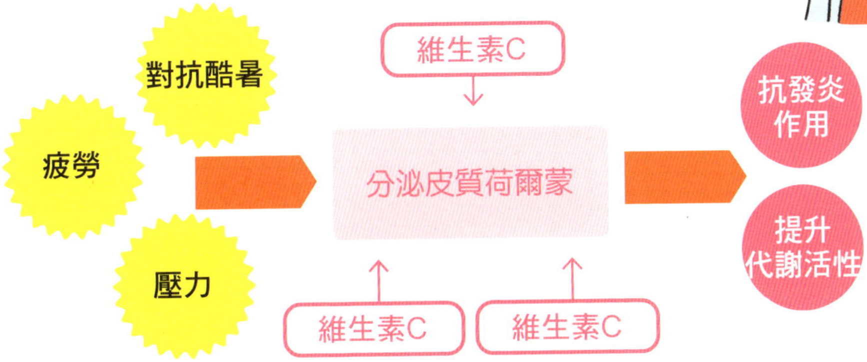

酷暑、疲勞、壓力都會促成皮質荷爾蒙的分泌。

皮質荷爾蒙合成時也需要大量的維生素C。

皮質荷爾蒙有抗發炎作用與促進代謝的作用。

怕水…

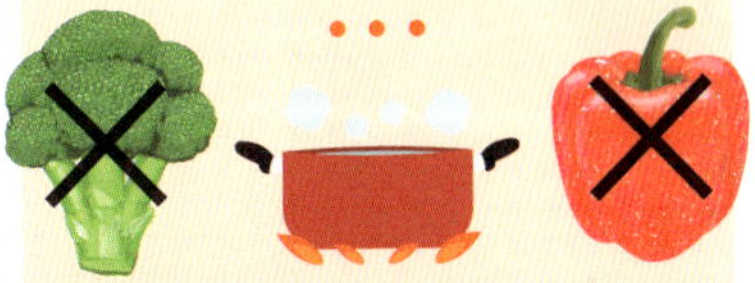

烹調含有維生素C的食材時，最好儘量縮短汆燙的時間。

薯芋類的含量高…

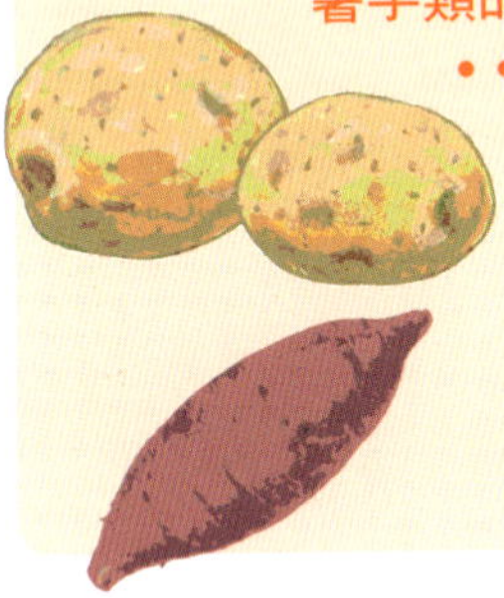

維生素C不只含於水果，薯芋類的含量也相當豐富。覺得壓力很大時，不妨吃點馬鈴薯。

維生素C很快就排出體外

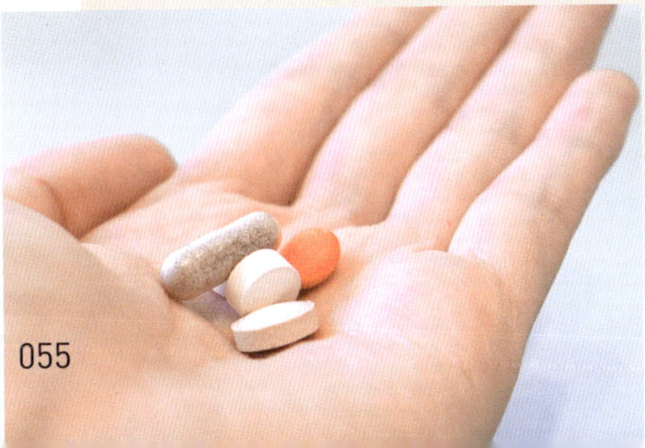

有些人選擇以營養補給品的方式補充維生素C，但要注意的是營養補給品傾向於比一般食材更快排出體外。若想獲得確實的效果，還是從飲食攝取比較實在。

生食還是汆燙？
要切還是不切？
只是些微的差異，營養攝取率就有驚人的轉變

PART 3

最強調理法公開

營養素會依照調理方式產生許多變化。有些食材是切碎了會釋出更多營養素，也有些是煮成湯較利於營養吸收，必須適「材」適性。

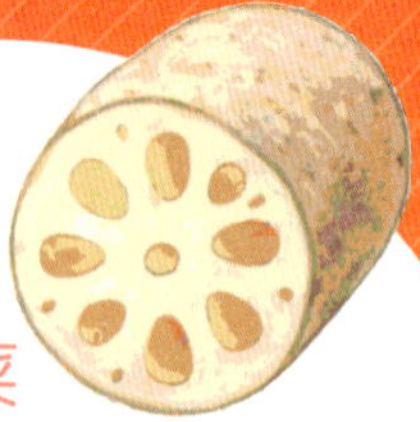

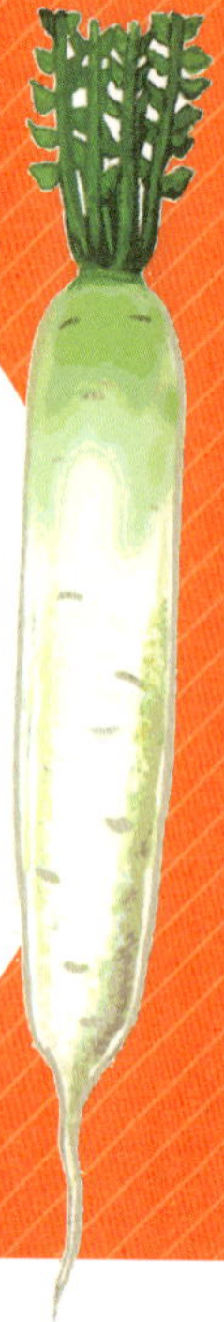

根莖類蔬菜最好帶皮吃

紅蘿蔔和白蘿蔔等根莖類蔬菜，大多是愈靠近外皮的部分營養價值愈高，所以連皮一起烹調，完整攝取，才能攝取到最豐富的營養。

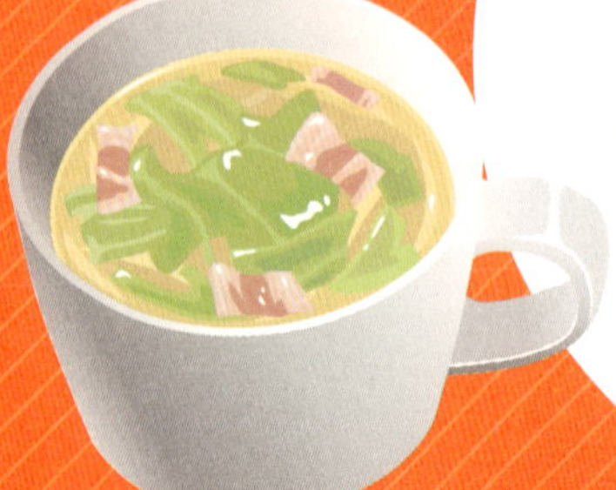

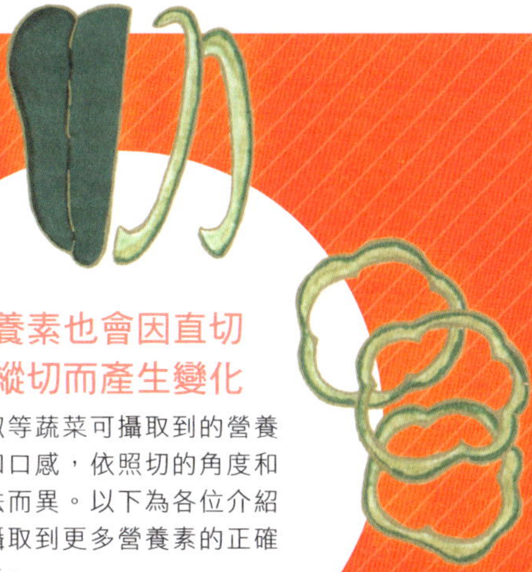

營養素也會因直切或縱切而產生變化

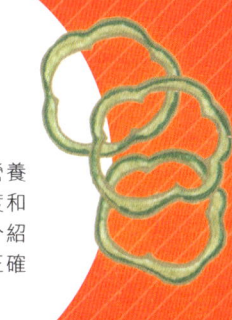

青椒等蔬菜可攝取到的營養量和口感，依照切的角度和方法而異。以下為各位介紹能攝取到更多營養素的正確切法。

營養素因調理法發生變化
為各位介紹攝取營養的方法

吸收率不斷上升！

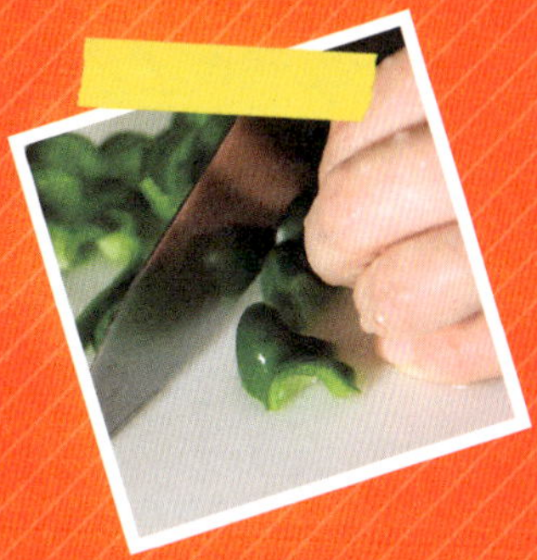

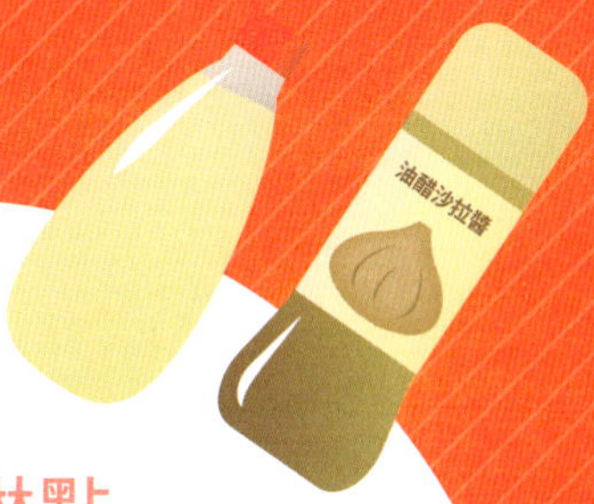

在沙拉上淋點油醋醬比不淋醬更健康

因為健康意識抬頭，所以最近有些人提倡吃沙拉最好不要淋醬。但是有些營養素最好搭配油脂一起攝取，吸收率反而會提高。

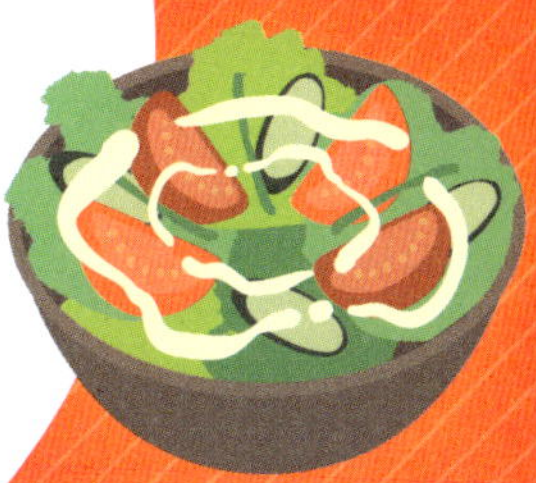

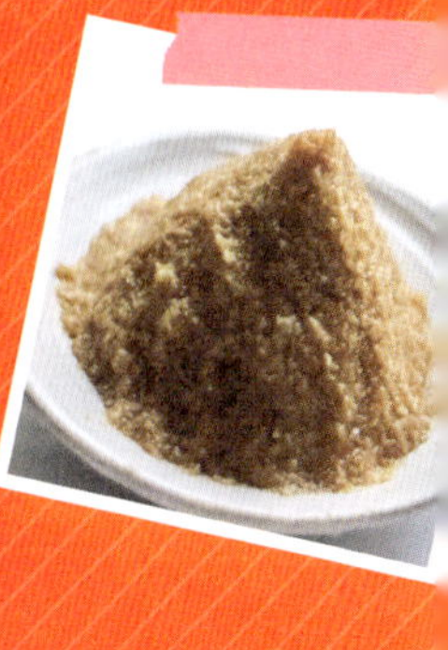

加熱烹調時為了避免營養素流失……

菠菜一定要整株加熱！

只是汆燙就會流失維生素C

如果水煮時間過久營養會流失殆盡

菠菜等蔬菜水煮後會流失部分的維生素C，請記得整株水煮。

用水清洗也會流失維生素C

水洗時也要整株清洗

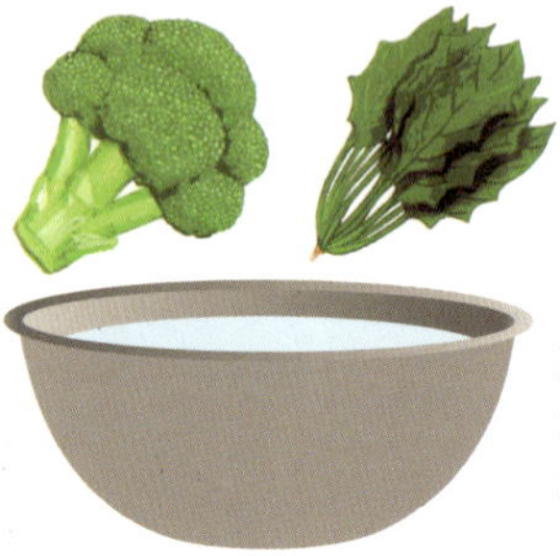

蔬菜中的維生素C，光是用水沖洗也會流失，最好整株或切成大塊汆燙。

最好用保鮮膜包起來微波加熱或清蒸

只要用保鮮膜包起來，就不怕營養流失了

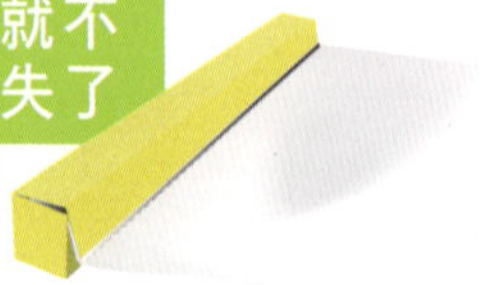

用保鮮膜包起來微波加熱是最理想的調理方式

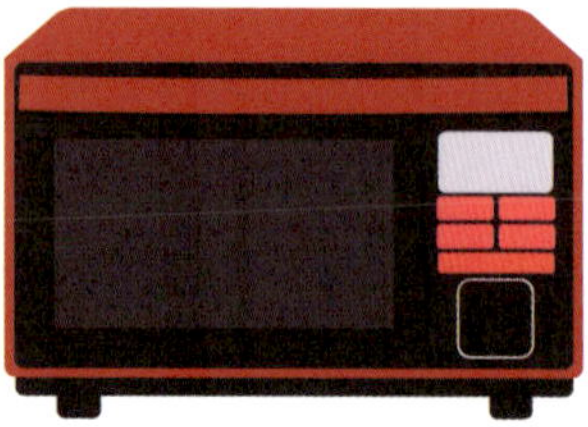

最好的加熱方式是用保鮮膜包起再微波加熱或是清蒸。

無法生食的蔬菜

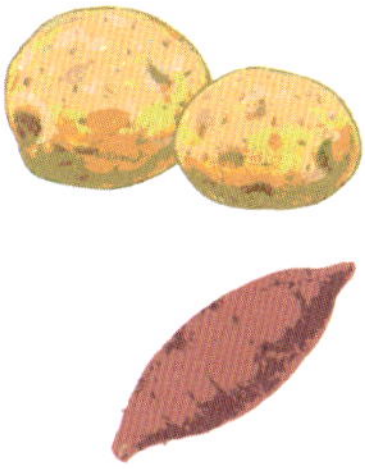

馬鈴薯和芋頭

芋頭類所含的澱粉一定要經過烹調才能夠消化吸收；白米也是同樣的道理，煮了才容易入口也易於吸收。唯有長芋、山藥例外，可以生食。

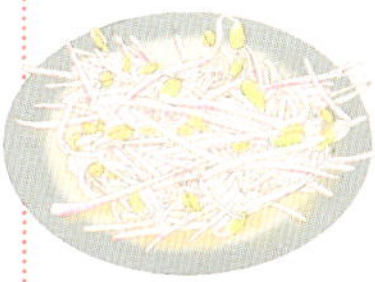

豆芽菜

海外似乎有生食的習慣，但根據豆芽菜生產者協會的見解，原因可歸咎於外國的衛生基準與日本不同。日本的豆芽菜幾乎都是以加熱調理的前提所生產。

菇蕈類

除了蘑菇以外的菇類都不可生食。尤其是鴻禧菇和香菇，生食可能會引起中毒症狀和皮膚炎。但加熱後毒性就會消失，即可安心食用。

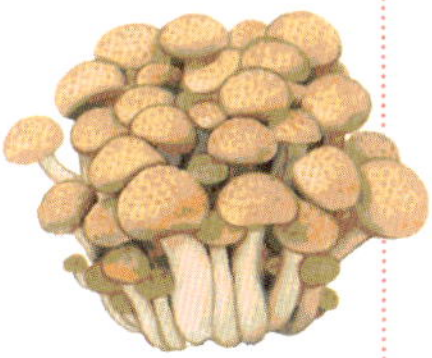

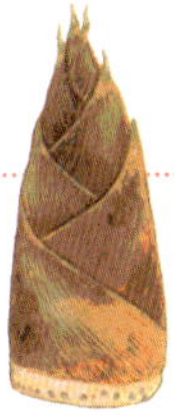

山菜、竹筍

山菜和竹筍的澀味強，生食並不美味，一定要先去除澀味才能入口。

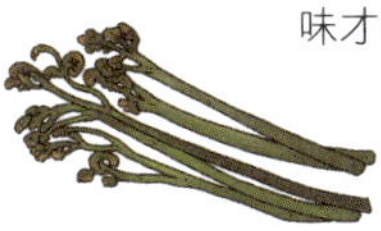

只有日本人會生吃雞蛋嗎？

生蛋拌飯是日本人非常熟悉的家庭料理。但是這道料理卻讓很多國家的人覺得「難以置信」。因為生食雞蛋有可能感染沙門氏桿菌等各種細菌。但是，日本對於雞蛋所設定的保存期限，是以生食為前提，且經過殺菌，實際上因為食用生雞蛋而中毒的案例很少見。

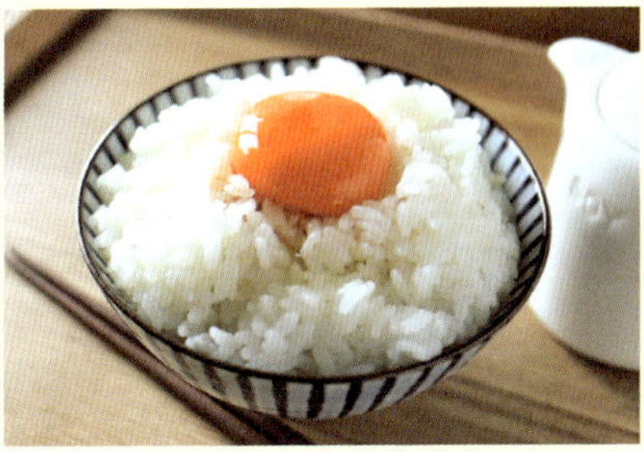

營養素容易流失的葉菜類最適合微波加熱

菠菜有澀味，一般會先汆燙或水煮再吃，但這兩種烹調方式都會使維生素C等營養素流失。為了防止營養流失，最好的調理方式是用保鮮膜將菠菜包起來，微波加熱後再切成適當的大小和調味。如果要水煮，建議準備多一點的熱水，分批讓菠菜慢慢沉入水中，並且快速起鍋，瀝乾水分。總之，就是要盡可能縮短碰到水的時間。起鍋後的步驟和微波加熱時相同，都是先切再調味。

使用油脂烹煮帶皮的紅蘿蔔，

β胡蘿蔔素很耐熱！

愈靠近外皮的部位，β胡蘿蔔素的含量愈高

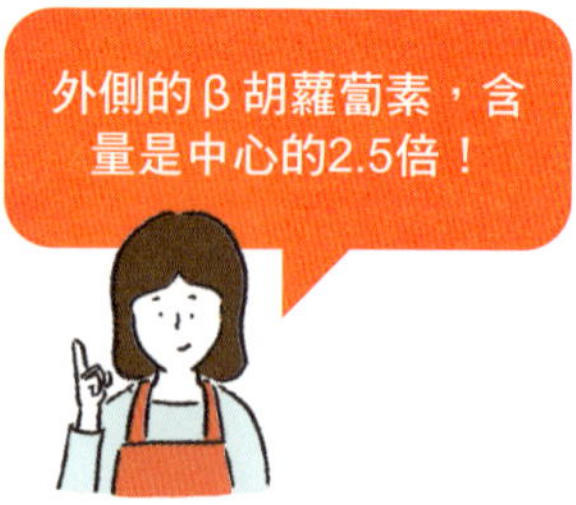

紅蘿蔔含有的β胡蘿蔔素，愈接近外皮、顏色愈深的部位含量愈豐富。

盡可能削掉薄薄的一層皮就好

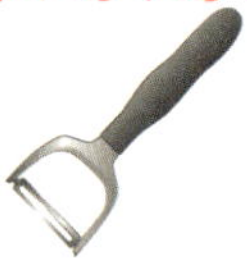

削掉的皮愈薄愈好

削掉的皮愈薄，表示流失的營養愈少，建議使用去皮手套。

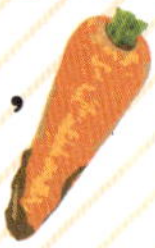

最好是不要削皮，連皮一起吃

只要沖掉泥土等髒污，連皮一起吃是最能避免營養流失的方法。

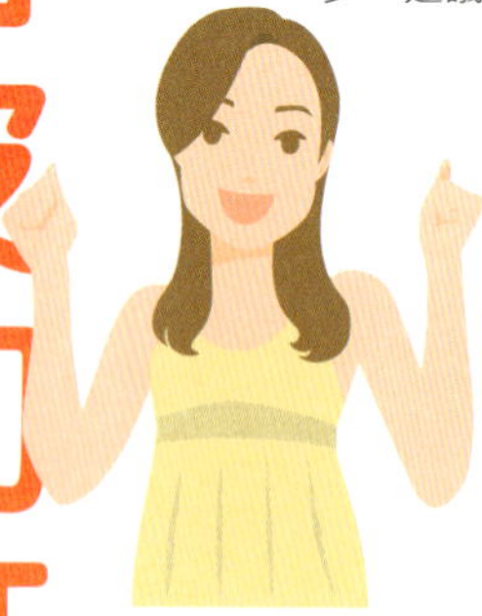

β胡蘿蔔素的效果

抗氧化作用

具備抑制活性氧的抗氧化作用。可發揮抗老化、回春的效果。

保護黏膜、皮膚的作用

β胡蘿蔔素有參與皮膚與黏膜的組織再生與修復，也是斑點和皺紋的剋星。

如果想攝取完整的營養，建議連皮一起吃

紅蘿蔔一般都會削皮再吃，但是它最主要的營養－β胡蘿蔔素，其實大量存在於靠近外皮的部位。所以，如果想攝取完整的營養，最好連皮一起吃。實在無法接受連皮吃的話，只要削掉薄薄的一層外皮就好。β胡蘿蔔素的耐熱性強，和油脂一起攝取能提升吸收率。建議各位使用優質油脂進行烹調，充分享用紅蘿蔔的美味與營養。

營養吸收率可提升8倍！

有些部位常被丟棄、但其實營養多多的蔬菜

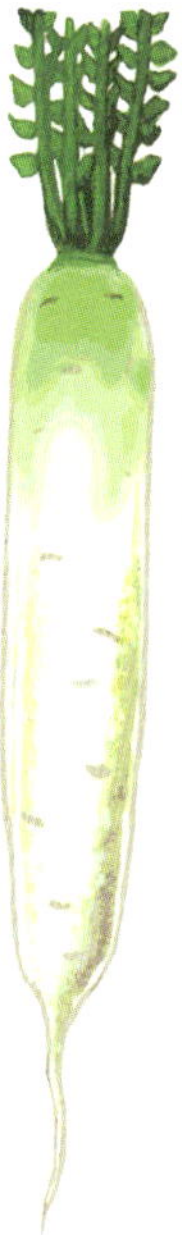

葉子含有大量的鐵質、鈣質

白蘿蔔

除此之外，葉子也富含維生素C。

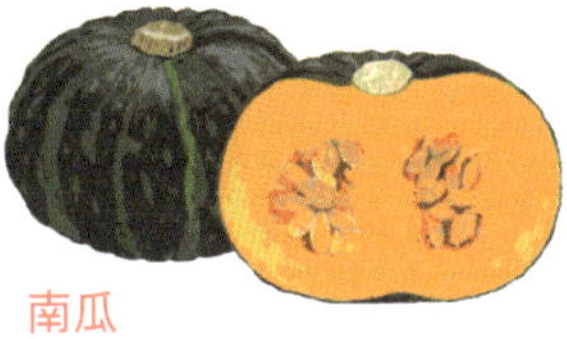

南瓜

外皮含有的β胡蘿蔔素，含量是果肉的2倍以上。南瓜籽含有大量的礦物質與膳食纖維，可以先炒過再吃。

多酚加倍！

牛蒡

牛蒡皮所含的多酚，數量是內部的2倍。建議連皮吃才能達到抗齡的效果。

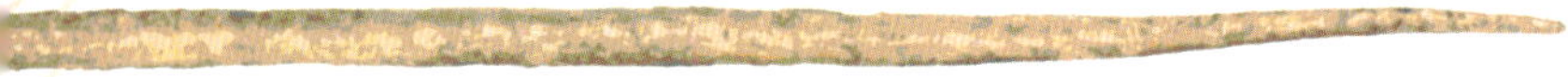

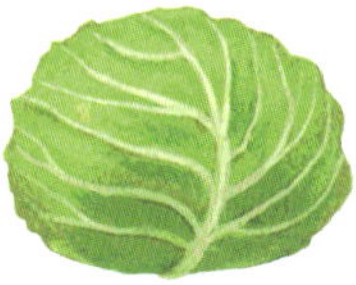

葉菜類的外葉也有維生素C

扔掉外皮不吃太可惜了！

高麗菜

其實連高麗菜等葉菜類，也是外葉的養分較多，所以丟棄不吃很浪費。請切碎再吃。

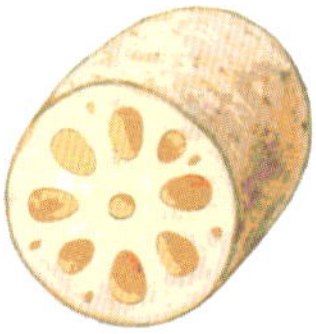

蓮藕

外皮的維生素C含量很豐富。建議沖洗乾淨，連皮調理一起吃。

果肉比較美味嗎？外皮也可以當作食材的水果

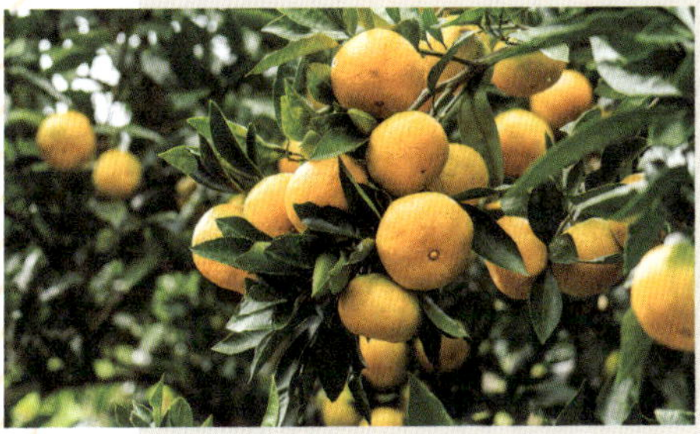

外皮具高營養價值，不吃可惜的不是只有蔬菜。相信很多人都知道，橘子、檸檬和柚子等柑橘類水果，其果皮都可以入菜。隨著品種改良，甚至連可以連皮一起吃的葡萄都問世了。葡萄含有具抗氧化作用的多酚，尤其是外皮的含量特別豐富。

營養價值會依照切法而改變？

青椒縱切所攝取到的營養最多

味道也會依照縱切或橫切而變得不一樣？

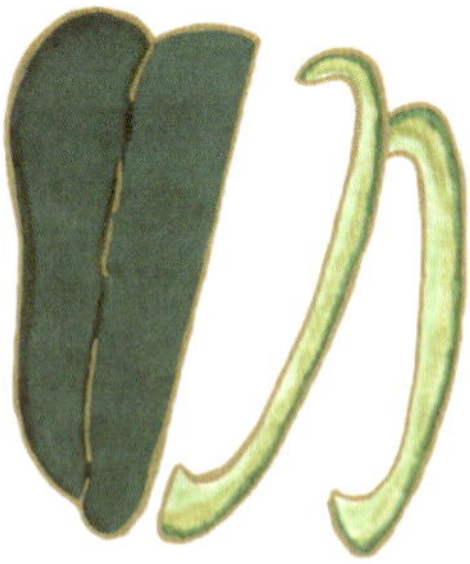

苦味少
口感清脆

縱切

沿著纖維的方向縱切，能夠抑制苦味出現，也避免營養流失。

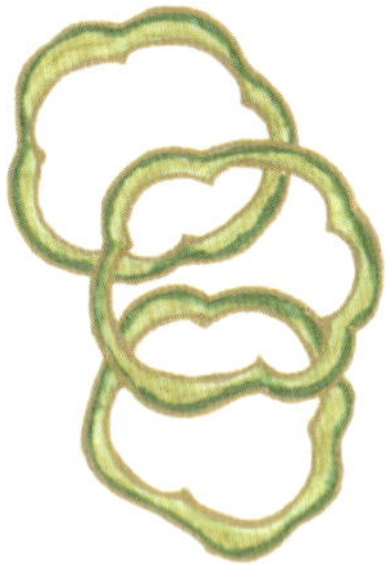

苦味多
口感柔軟

橫切（輪切）

輪切的方向與纖維垂直。因為細胞受損，容易出現苦味。

縱切和橫切各自適合什麼樣的調理方式呢？

生食的口感柔軟，加熱後的口感清脆

加熱調理

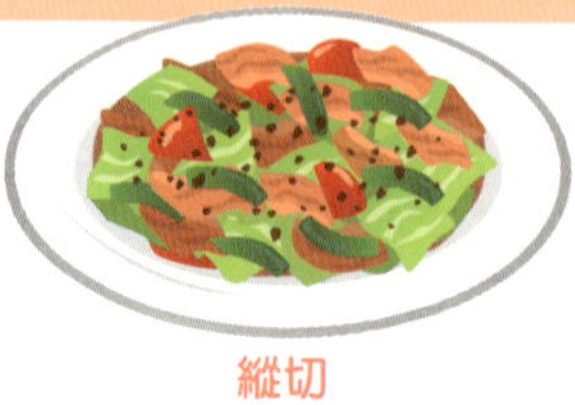

縱切

為了避免營養流失，加熱時宜縱切，可使口感保持清脆。

生食

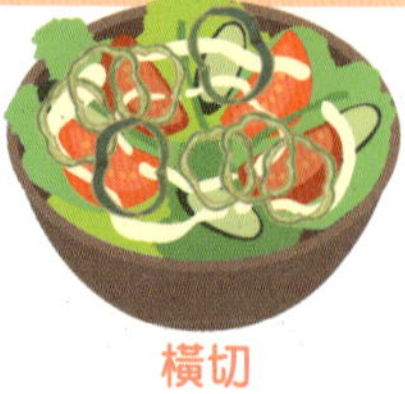

橫切

生食會使細胞受損，所以吃起來比較軟。如果很在意苦味，不妨加點味道較重的沙拉醬。

口感因縱切或橫切而改變的蔬菜

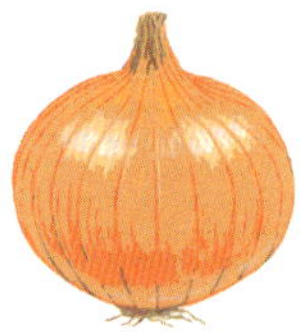

洋蔥

順著纖維的方向切可避免營養流失，但有些營養素也是因為切了才會產生。

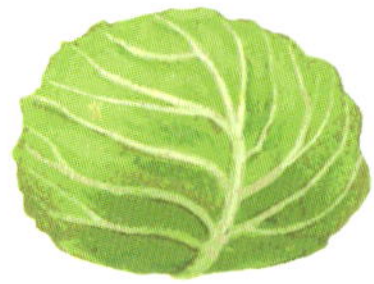

高麗菜

高麗菜橫切後，口感會變得較為柔軟，但營養也會流失。

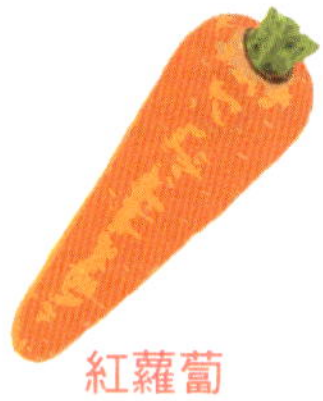

紅蘿蔔

紅蘿蔔和青椒的切法相同，一樣順著纖維的方向切能保留更多的營養素。

葉菜類的外皮和芯也很有營養

高麗菜和白菜等葉菜類都一樣，外皮和芯是營養價值最高的部位。雖然很多人都會直接把這兩個部位丟棄，但以後請切成絲再吃。如果是日本國產的高麗菜，基本上農藥殘留的風險很低。

只是切法不同，味道和軟硬度也會跟著改變

為什麼燉煮的根莖類蔬菜適合滾刀切？

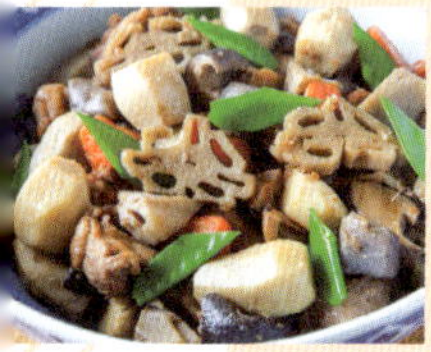

燉煮的根莖類蔬菜幾乎都是滾刀切，用意不單是為了縮短蔬菜煮熟的時間，也是為了讓蔬菜容易入味與保留完整的營養。

蘋果最適合切成圓片

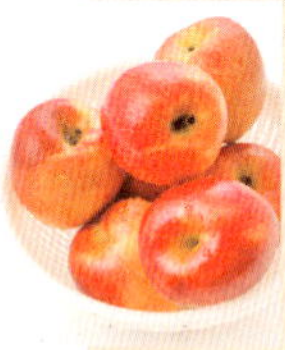

蘋果一般都切成梳形，但從營養價值的觀點而言，最合適的形狀是切成圓片。這是為了攝取蘋果芯的營養。

切法也會左右營養的攝取量

營養的攝取量也會受到食材切法的影響。

例如青椒。如果順著纖維的方向切，能夠保留較多的營養，但如果逆著纖維的方向切，營養就容易流失。而且逆切會使細胞受損，連帶使食材變軟。如此一來，不但口感會出現變化，甚至連澀味都會變強。

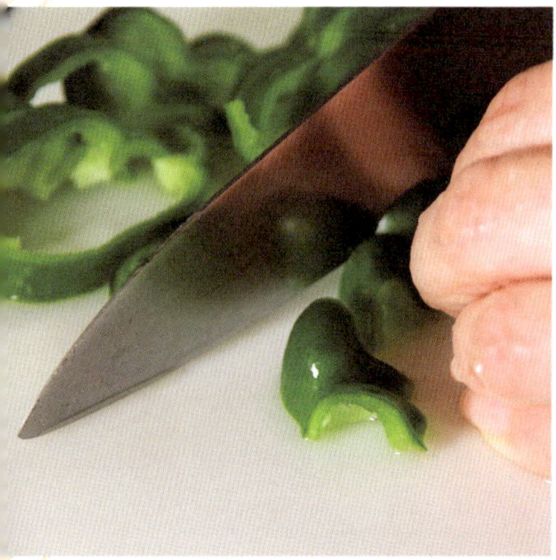

營養含有率高到離譜的發酵食品

味噌湯是完美食品

必需胺基酸通通打包

胺基酸評分100的食品

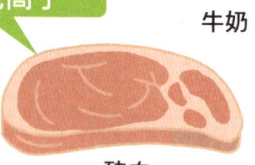

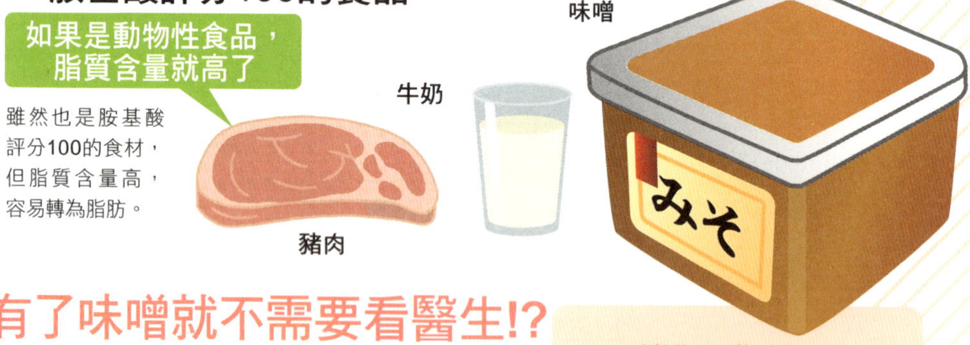

有了味噌就不需要看醫生!?

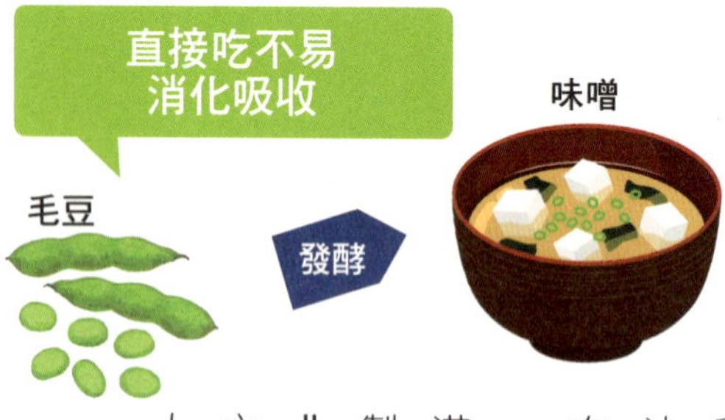

消化吸收率UP!

毛豆等豆類製品的缺點是直接食用的營養吸收率很低，但味噌經發酵後分解，營養吸收率也因此突飛猛進。

幾乎囊括所有生命活動不可欠缺的營養素

世上的食材種類萬萬千，但要找到第二項比味噌優秀的很難。黃豆原本就是胺基酸評分100、作為植物性蛋白質的理想食材。所謂的胺基酸評分，就是體內無法自行合成的9種必需胺基酸含有率的評價指標。當然，滿分是「100」，意味著9種全包的大滿貫。如果沒有必需胺基酸就無法製造蛋白質，所以「評分高的食材=有益健康的食材」的說法可以成立。另外如左圖所示，味噌也含有大量其他的營養素。

味噌的營養成分太驚人！

幾乎囊括所有必要營養素！

味噌含有鈣質和維生素等各種人體不可或缺的營養素，常吃能提升必需營養素的攝取率。

- 膳食纖維
- 維生素B1
- 維生素B2
- 維生素B6
- 碳水化合物
- 鈣質
- 必需胺基酸
- 維生素E
- 脂質

etc.

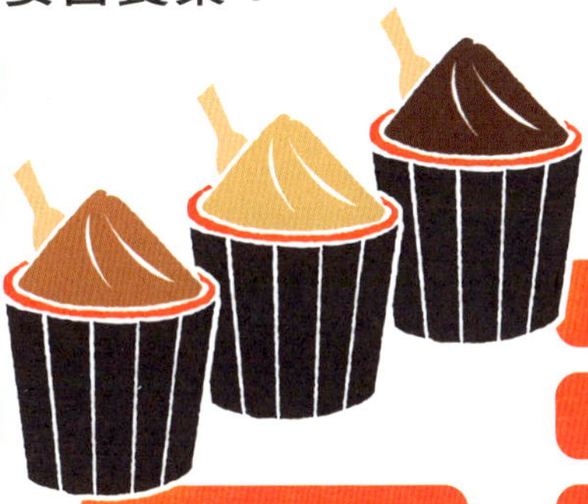

只要以味噌調味就能均勻攝取蔬菜和肉類

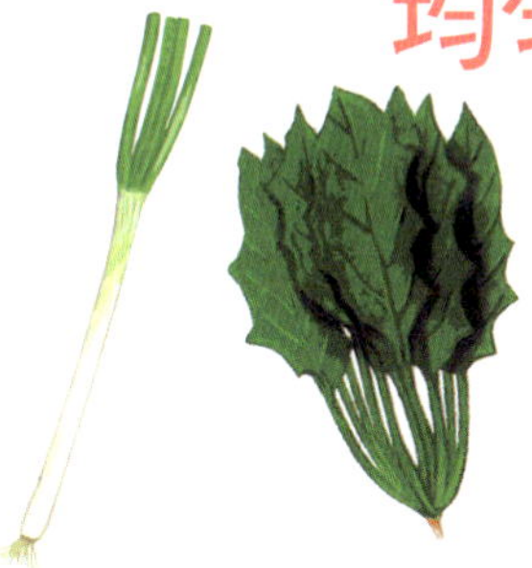

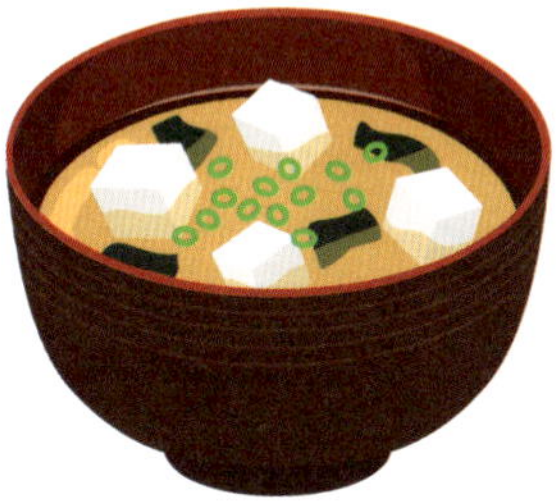

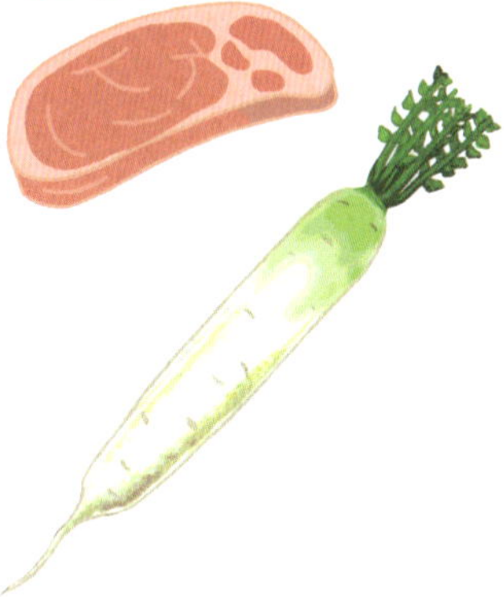

如果煮成味噌湯，可依照喜好放入蔬菜、肉類、魚貝類和豆類製品等配料，有助於飲食均衡。

發酵食品的驚人效用

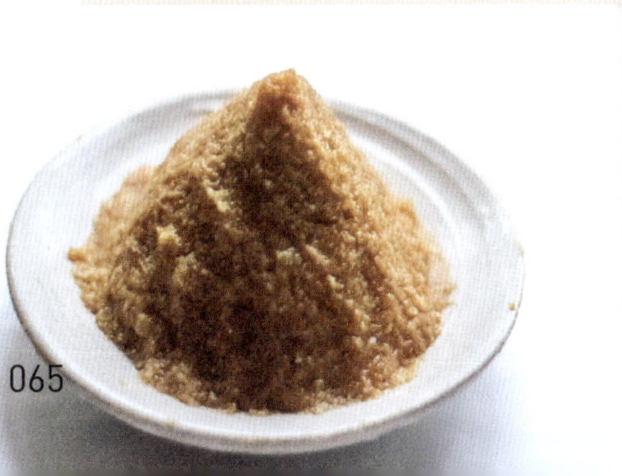

味噌等發酵食品可發揮的效用不少。除了前述的促進消化吸收，還有提升免疫機能的作用、預防生活習慣病的作用，以及利用微生物的活動以提高食材的營養價值。

切碎時會分泌出大量的大蒜素

讓人流愈多淚水的洋蔥對身體愈好

有辣味的蔬菜最好切碎、磨成泥

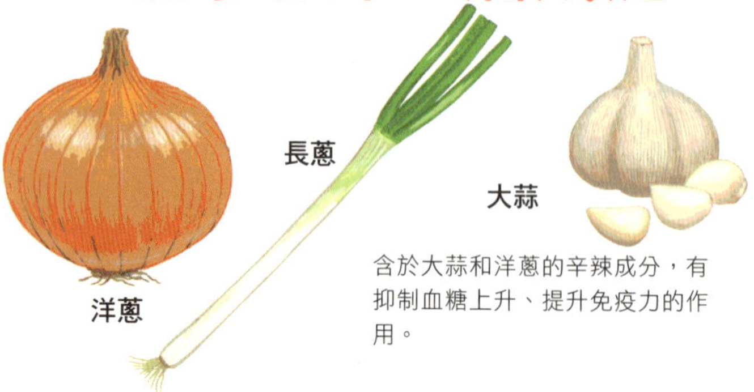

含於大蒜和洋蔥的辛辣成分，有抑制血糖上升、提升免疫力的作用。

切得愈碎，分泌的大蒜素愈多

蒜氨酸

蒜氨酸是一種有機硫化合物，是含於大蒜和洋蔥等石蒜科植物的辛辣成分。

- 分泌胰島素
- 膽固醇正常化
- 提升免疫力
- 抗癌作用

切碎、磨泥

大蒜素

蒜氨酸被切碎後會與酵素反應，轉化為大蒜素，散發獨特的味道。

蒜氨酸的功效 ＋

- 殺菌作用
- 改善血液循環

切得愈碎愈容易釋出大蒜素

當我們把大蒜和洋蔥切碎或磨成泥時，會傳出一股嗆鼻的臭味和刺激眼睛的成分，這些辛辣成分其實是有機硫化合物。有機硫化合物的種類包括蒜氨酸、大蒜素等，可發揮促進胰島素分泌、提升免疫力等效果。切洋蔥時所散發的辣味成分是大蒜素，產生於蒜氨酸的細胞受到破壞時，轉化為大蒜素後可加強殺菌作用。

洋蔥含有的營養素

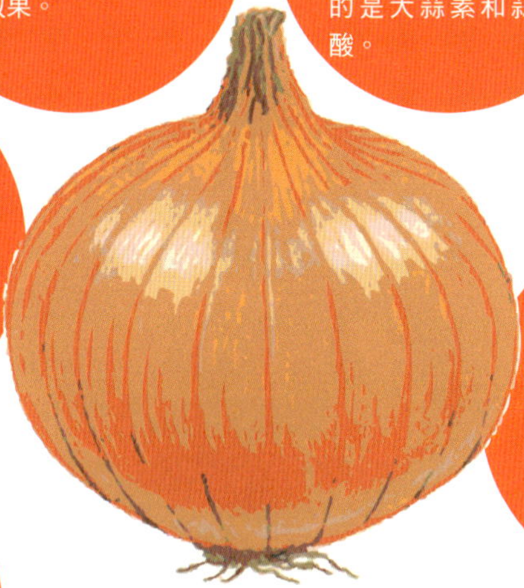

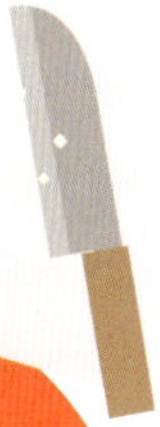

鉀

雖然洋蔥的鉀含量不高，但具備調節心臟與肌肉機能、降血壓的效果。

有機硫化合物

是一種具備消除疲勞與壓力效果的辛辣成分。其中最具代表性的是大蒜素和蒜氨酸。

大蒜素

切碎洋蔥時會大量產生的有機硫化合物。也含於大蒜和長蔥。

檞皮素

富含於洋蔥的一種多酚，具備抗肥胖作用、降血壓、抗發炎作用。

膳食纖維

維持腸道健康、降膽固醇的成分。含於多數的蔬果。

如何將洋蔥攝取到的營養最大化！

把洋蔥鋪平在耐熱容器，以600W微波加熱30秒，就能讓有機硫化合物穩定下來。

使其乾燥

自然乾燥或以微波加熱的方式乾燥都會讓檞皮素的含量增加，並減少辣味成分。

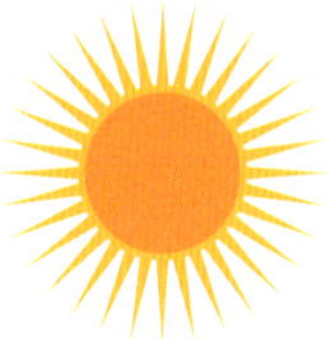

曬乾

把洋蔥放在日光下曬乾據說會增加檞皮素。檞皮素具備強大的抗氧化力。

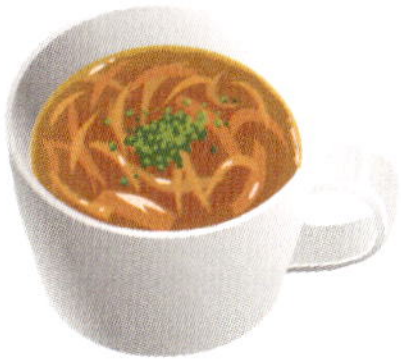

煮成湯

洋蔥所含的檞皮素和維生素會溶於湯，能夠提升營養吸收的效率。

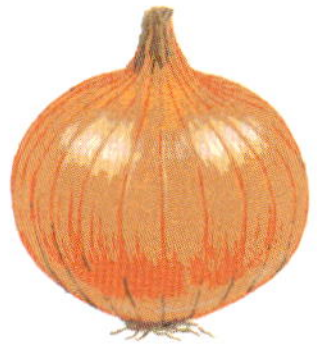

生食

大蒜素加熱後會產生其他物質，所以建議生食。

利用油脂吸收蔬菜的維生素

先看看主菜，再決定要不要淋上油脂

不要一竿子打翻所有油

攝取β胡蘿蔔素時缺油不可

黃綠色蔬菜所含的β胡蘿蔔素是脂溶性維生素，也就是溶解於油脂較容易吸收。所以為了提升β胡蘿蔔素的吸收效率，一定少不了油脂。

脂溶性維生素×油脂＝吸收力UP!

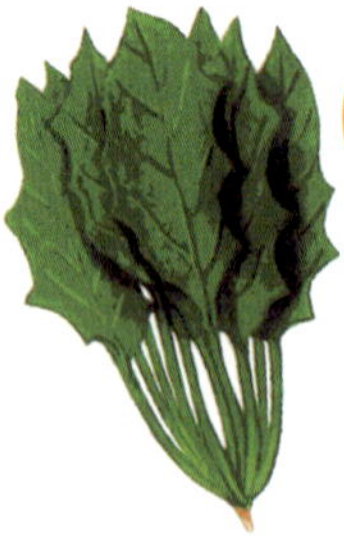
菠菜

柑橘

萵苣

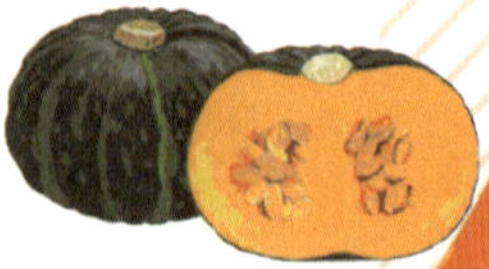
南瓜

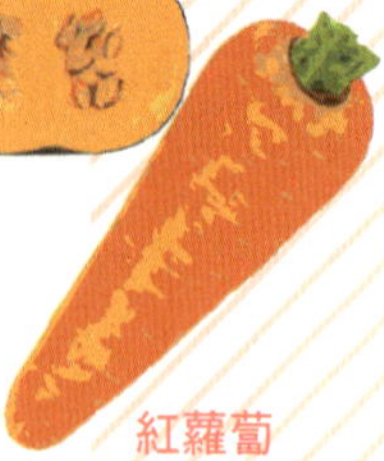
紅蘿蔔

什麼是β胡蘿蔔素？

富含於黃綠色蔬菜的營養素，在體內可因應需求轉為維生素A。抗氧化力強，有助於提升免疫力。

維生素A是美膚之源

會轉為維生素A的β胡蘿蔔素，須與油脂結合才容易為人體吸收

可提升維生素A吸收率的料理

蔬菜和油脂一起吃，可以大量吸收β胡蘿蔔素=維生素A。

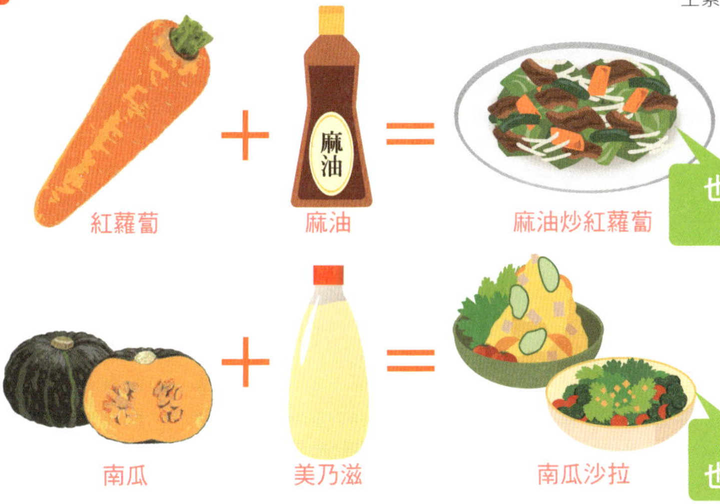
麻
油
紅蘿蔔
麻油
麻油炒紅蘿蔔
南瓜
美乃滋
南瓜沙拉

麻油炒紅蘿蔔和紅蘿蔔炒蛋都會用油料理，可提高β胡蘿蔔素的吸收率。

也可以在沙拉淋上油醋醬

南瓜搭配美乃滋的組合也能攝取到油脂。同樣可提高β胡蘿蔔素的吸收。

醬油炒南瓜也值得推薦！

動物性的脂溶性維生素

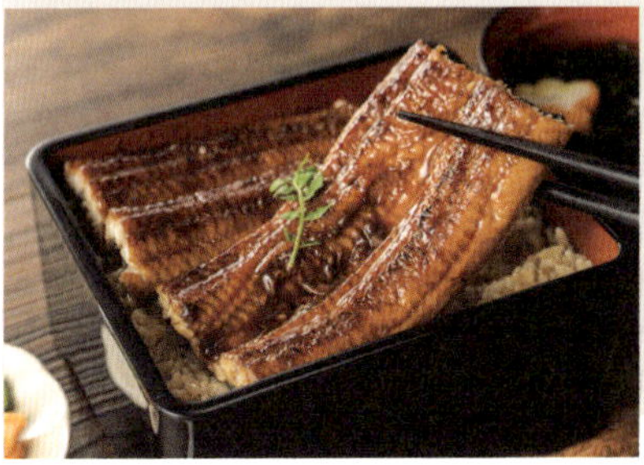

與油脂結合會變得更容易吸收的脂溶性維生素，例如維生素A，並不是全都是植物性，也有動物性的脂溶性維生素。從動物肝臟和鰻魚都可吸收到大量的脂溶性維生素。魚類和肉類本身就帶有一定的油脂，基本上不太需要再用油，請特別注意。

維生素A在有油脂的情況下容易吸收

含於黃綠色蔬菜的維生素A是脂溶性維生素。顧名思義，脂溶性維生素就是在溶於油脂的狀態下較容易吸收的維生素。基於健康考量，最近開始流行無油沙拉醬，但為了提高β胡蘿蔔素的吸收率，其實搭配添加油脂的沙拉醬效果更好。

另外，建議改用含有OMEGA-3脂肪酸和OMEGA-6脂肪酸的優質好油。順帶一提，如果吃的是油量較多的魚肉或肉類，可以不必另外攝取油脂。總之，最重要的是保持飲食的均衡。

生食生薑可發揮優秀的殺菌作用

有些營養素是加熱後才會產生

生食的功效

促進血液循環

可改善血液循環，促進發汗。

殺菌作用

生薑具備殺死有害菌的作用。壽司旁邊的薑片就是為了替生魚片殺菌。

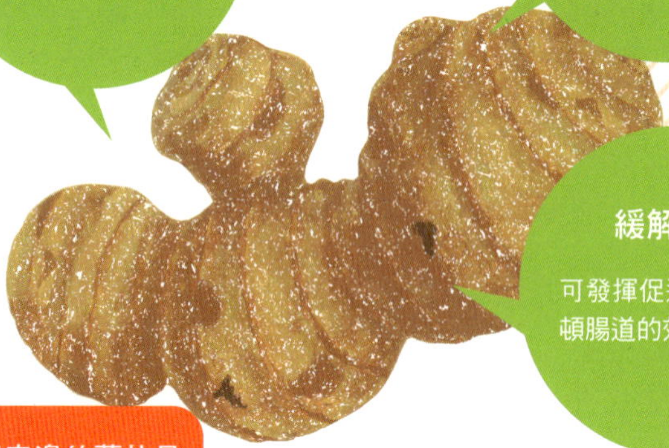

緩解腹瀉

可發揮促進消化，整頓腸道的效果。

壽司旁邊的薑片是為了替生魚片消毒

注目成分

薑酚、薑酮

薑酚可改善冰冷症，提升免疫力，另外還有抗齡的效果。薑酮具備消炎和發汗作用。

薑油即使經過乾燥也會產生

薑不只有經過加熱，即使乾燥後也會產生薑油。做法非常簡單，只要把切好的薑片拿去烘烤就可以了。接著再放入食物調理機打碎就可以當作調味料使用了。

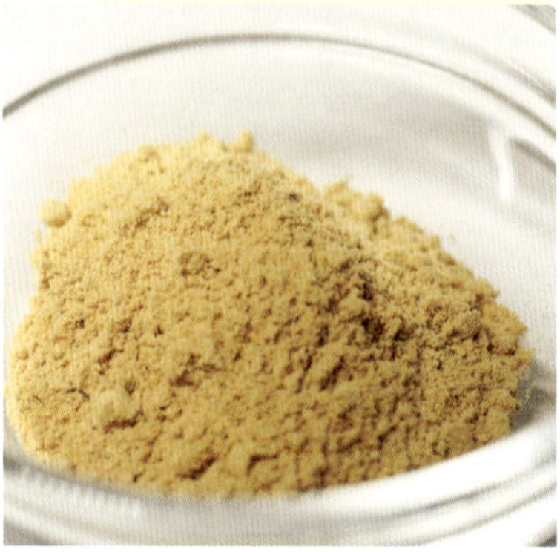

生薑可軟化肉質

生薑含有酵素，可分解肉類所含的蛋白質。在酵素的作用下肉質會變得更柔軟。酵素在常溫下也能發揮作用，所以不必冷藏，只要把放了生薑的肉放置於室溫20分鐘，肉質就會軟化。

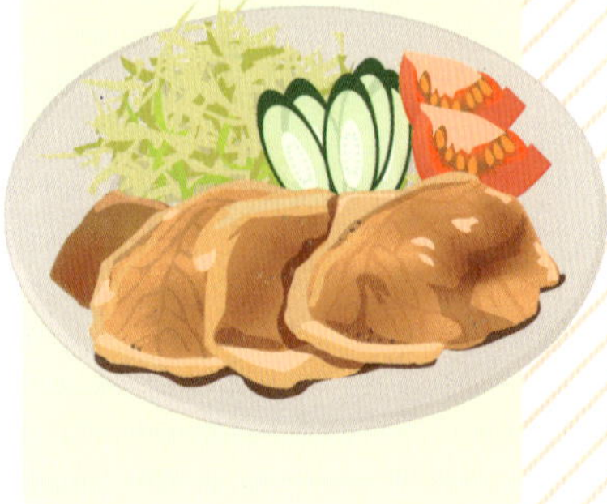

加熱就能提升促進血液循環的作用

生薑經加熱後會產生薑油

生薑還有薑酚、薑酮和薑油等特有的辣味成分。香味成分有桉葉油醇、薑醇、薑烯等。

辣味成分具備抗氧化、殺菌、促進食慾等作用，而香味成分可發揮消炎、發汗和保溫作用。

辣味成分的薑油是加熱後的產物，其溫熱身體的作用遙遙領先薑酚。

加熱食用的功效

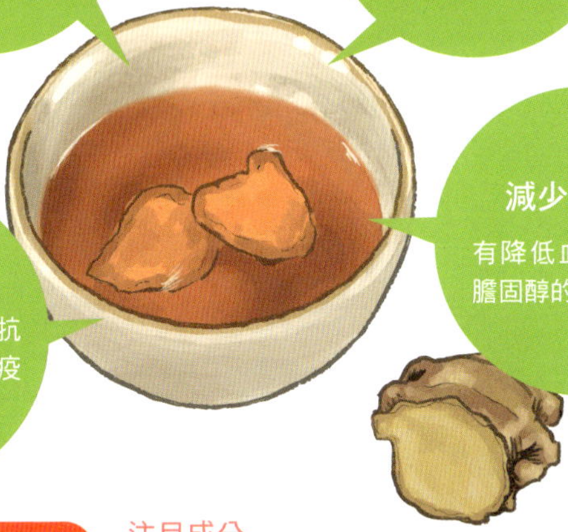

促進血液循環

促進發汗與提升血液循環，加熱後效果會得到強化。

抗氧化作用

可抑制活性氧，防止細胞氧化。

減少膽固醇

有降低血脂、減少膽固醇的效果。

提升免疫力

藉由抗發炎作用和抗氧化作用以提升免疫力。

促進血液循環作用是拜薑酚所賜

注目成分
薑油

薑油是生薑的辣味成分薑酚加熱後的產物，溫熱身體的效果比薑酚更明顯。

將植化素加熱分解可提升營養的攝取率！

蔬菜湯讓所有的營養都無處可逃

植化素是植物為了自我防衛的武器

植化素是植物為了免於外敵、紫外線等侵襲，在體內自行製造，用於自保的物質。代表性的植化素包括多酚、兒茶素、茄紅素等。它們具備強大的抗氧化力與解毒作用，都是公認相當有益健康的營養素。

但是，植化素的細胞必須被破壞才容易在體內吸收，所以最理想的攝取方法是加熱煮成湯。

喝湯的好處 1　加熱可分解8～9成的植化素

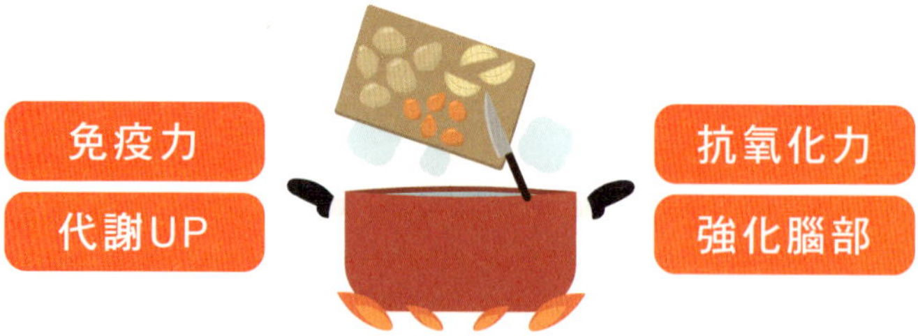
免疫力
代謝UP
抗氧化力
強化腦部

即使切碎植化素也不容易被分解

植化素含於蔬菜、水果、海藻等，是植物為了自我防衛所產生的色素、氣味和辣味成分。植化素生食的攝取量很低，必須藉由加熱將細胞破壞後才會變得容易使身體吸收。

喝湯的好處 2　讓蔬菜的水溶性維生素通通無所遁形

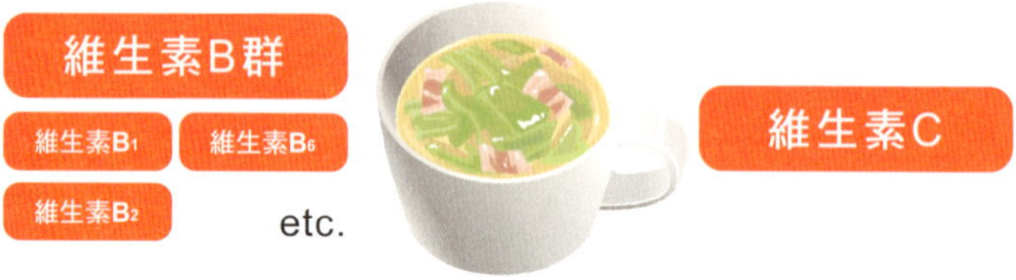
維生素B群
維生素B_1
維生素B_6
維生素B_2
etc.
維生素C

能夠完整攝取到溶解在湯裡的維生素

煮成湯能夠完整攝取到各種水溶性維生素，不必擔心營養流失。維生素B群和維生素C等許多重要維生素都是水溶性維生素。

植化素是什麼？

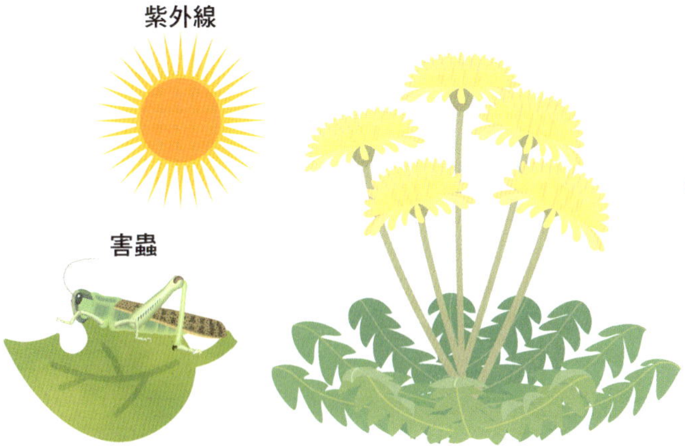

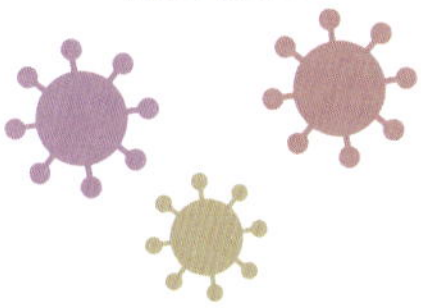

植化素是植物為了抵抗外敵所製造的成分。

具備強大抗氧化力的色素與帶有辛辣、苦味的成分

含有植化素的食材

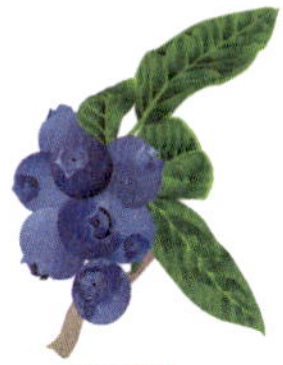

藍莓
（多酚）
可保護身體免於受到活性氧攻擊的代表性食材。

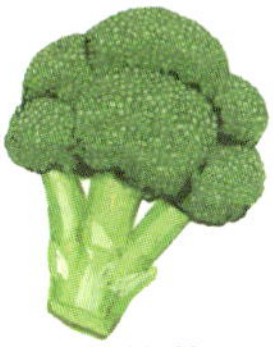

青花菜
（青花硫素）
具備解毒作用與強大抗氧化作用的植化素。

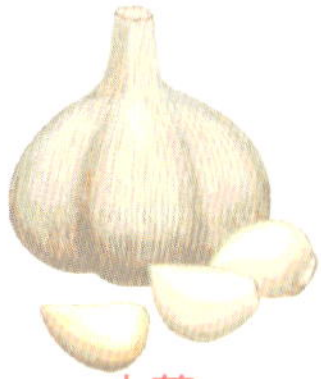

大蒜
（大蒜素）
把大蒜和洋蔥切碎時會產生的辣味成分。

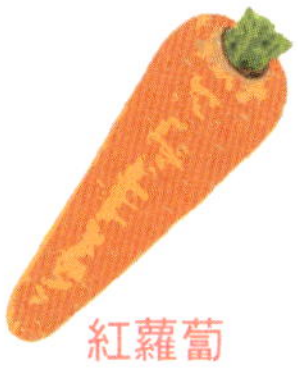

紅蘿蔔
（β胡蘿蔔素）
會在體內轉化為維生素A，保護眼睛與黏膜的健康。

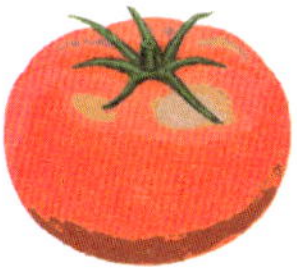

番茄
（茄紅素）
紅色的色素成分，具備非常強效的抗氧化作用。

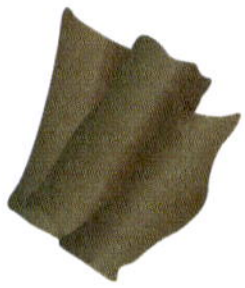

昆布
（褐藻醣膠）
含於海藻的黏稠成分，可發揮抗癌作用。

PART 4

有些食材冷凍後
會更鮮美!?

冷凍與冷藏保存術

懂得食材的保存技術，才能盡可能延長其美味。透過冷凍保存可獲得新的營養是最近備受討論的話題。以下為各位介紹讓人意想不到的營養素資訊。

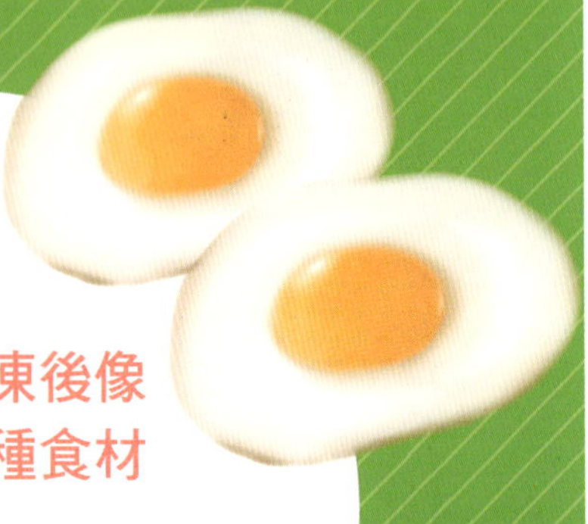

蛋和豆腐冷凍後像是成了另一種食材

蛋冷凍後會成為黏性很高的食材，而豆腐冰凍過後，口感變得很像肉類。以下為各位介紹冷凍特有的美味吃法。

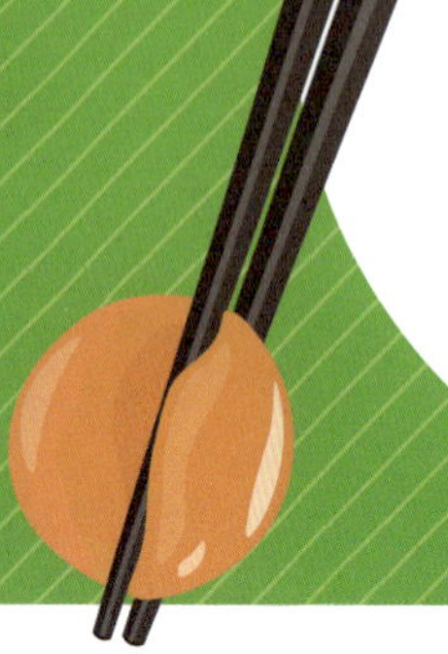

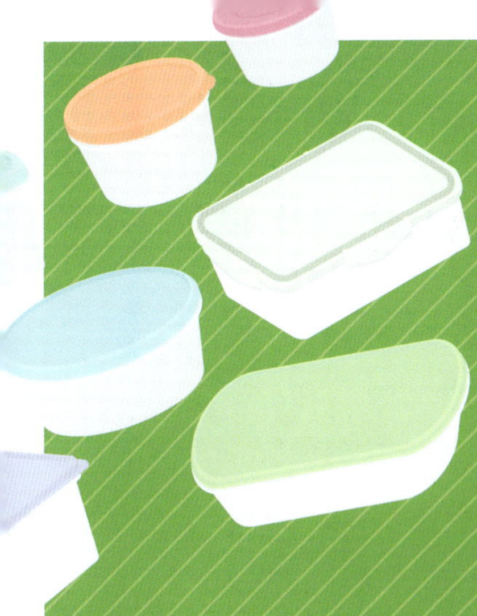

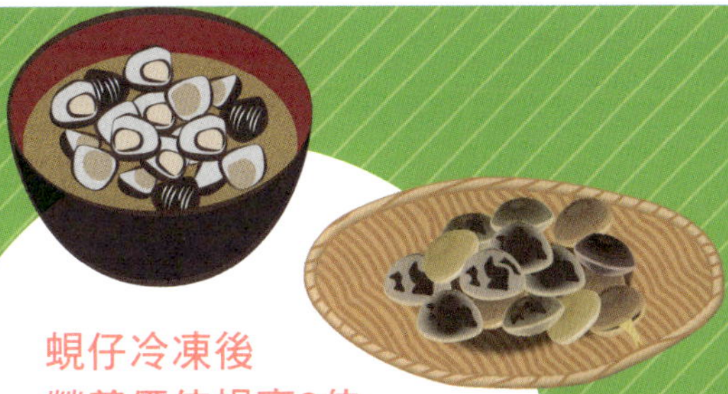

蜆仔冷凍後
營養價值提高8倍

比起常溫保存，蜆冷凍後的營養價值會大幅提高。依照食材的特性，有些經過冷凍或乾燥後，美味和營養價值反而提高。

或許會讓很多人跌破眼鏡，但有些食材經冷凍後不但營養價值提高，連口感也提升，變得更美味了

讓營養價值不流失

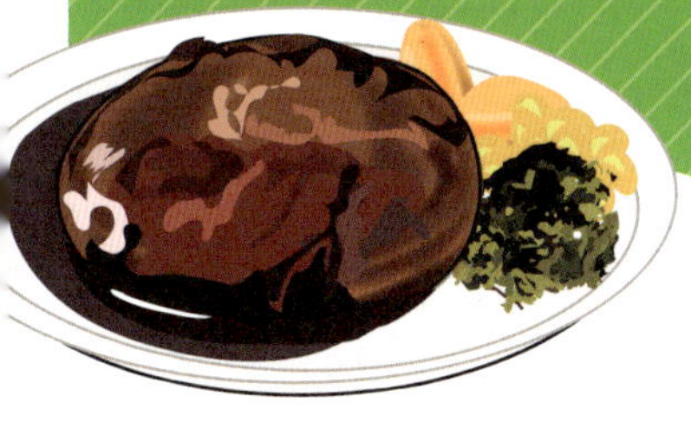

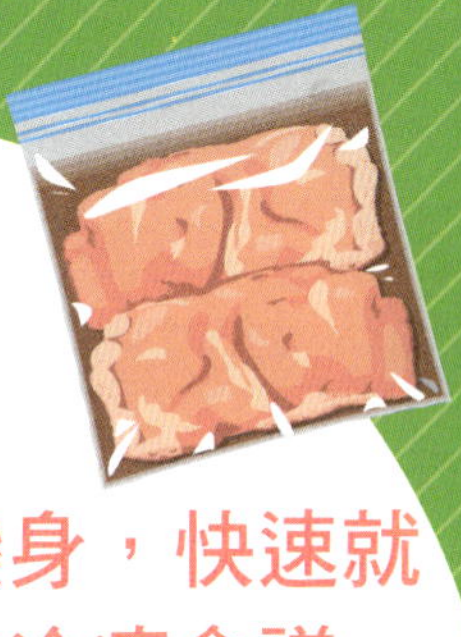

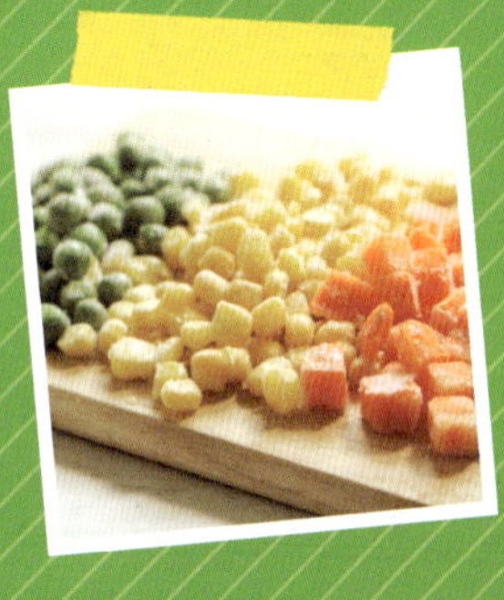

讓食材徹底大變身，快速就能完成一道菜的冷凍食譜

只要通曉剩菜加工術，原本難逃廚餘命運的漢堡排和義大利麵也能駐「味」有術。最後華麗變身，化為快速上桌的美味料理。

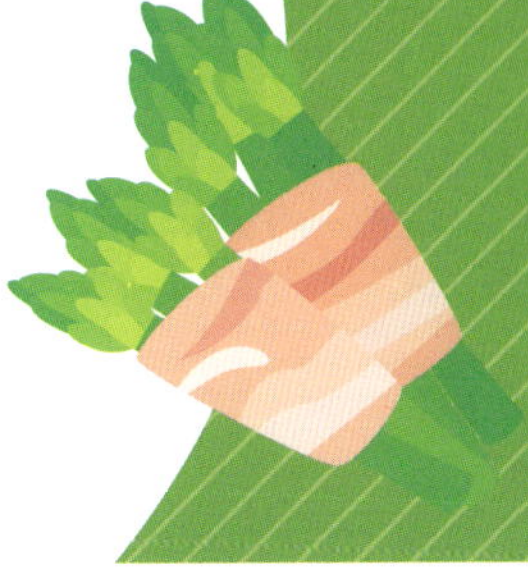

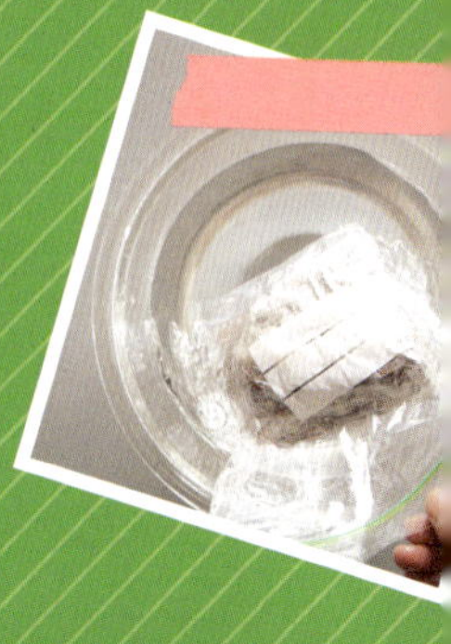

正確的保存方法與前置處理的技巧

冷凍保存的鐵則是 新鮮、密閉、迅速

食品冷凍的基本7原則

1 迅速冷凍

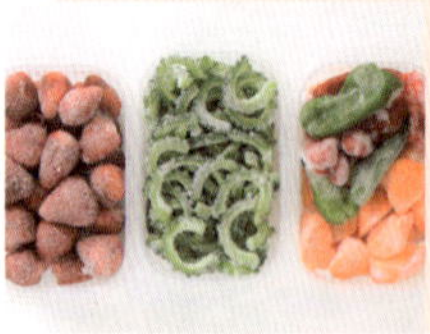

愈早將食材冷凍保存愈能鎖住新鮮。

2 趁新鮮

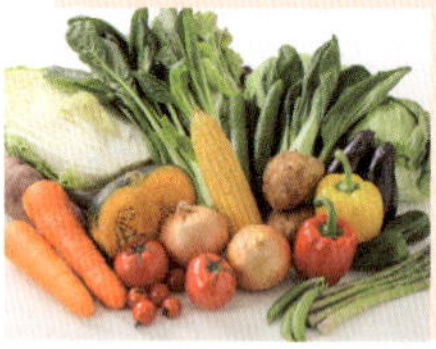

趁新鮮冷凍保存是最基本的原則。但要記住冷凍後不會變得更新鮮。

3 吸乾水分

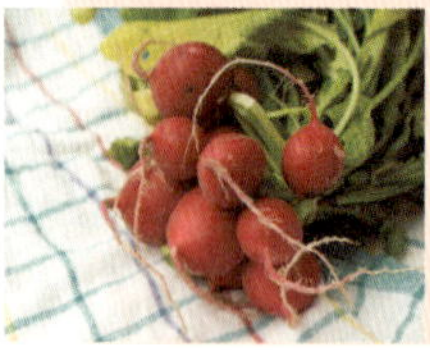

食材上如果有水分殘留，不但容易結霜，這也是造成解凍後味道打折扣的原因。

4 分成小包裝

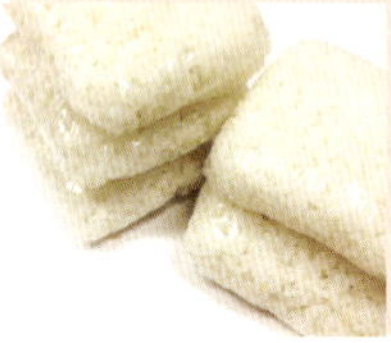

分成小包裝是為了方便，可以依照使用量解凍。如果一次全部解凍可能會用不完。

5 禁止重疊存放

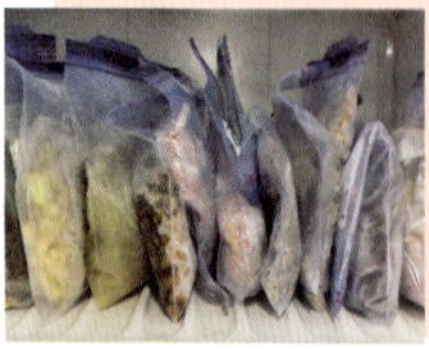

盡可能不要重疊食材。因為全部攤平，可以減少冷凍時間。而且能保持鮮度，解凍時也比較方便。

6 抽乾空氣

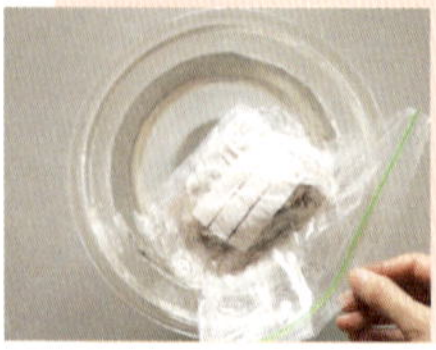

食材一旦接觸空氣就容易繁殖細菌，所以盡可能讓食材處於密閉狀態。

7 寫上保存的當天日期

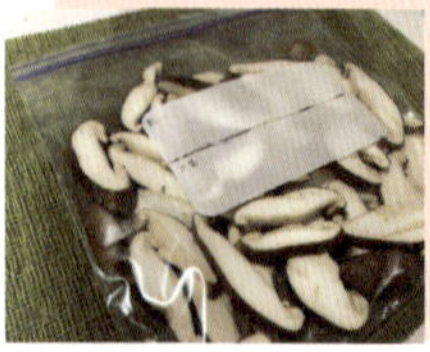

在保存袋上寫上當天日期與內容物，可以提醒自己在保存期限之前使用完畢。

前置作業鐵則 1　如果要保存生的食材

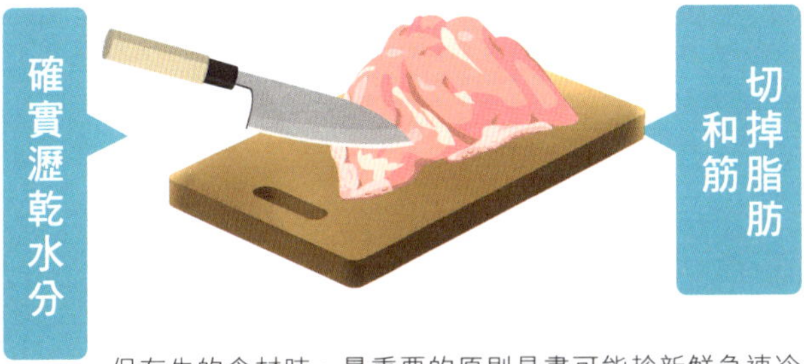

只要多費點功夫就能保留更多美味

保存生的食材時，最重要的原則是盡可能趁新鮮急速冷凍。首先要瀝乾水分，切除魚肉與肉類的筋和脂肪，這樣解凍後要使用就很方便了。

前置作業鐵則 2　如果要先加熱再保存

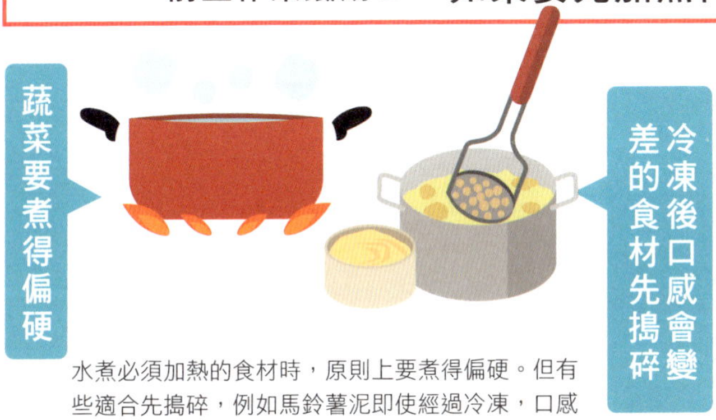
蔬菜要煮得偏硬
冷凍後口感會變差的食材先搗碎

有些食材必須先水煮，也有些食材必須先搗碎再冷凍保存

水煮必須加熱的食材時，原則上要煮得偏硬。但有些適合先搗碎，例如馬鈴薯泥即使經過冷凍，口感也不會退步太多。

前置作業鐵則 3　如果要先調味、半調理

冷凍保存的基本原則是密閉！

只要保存得當，冷凍保存可以在不使鮮度降低的情況下延長食材的保存時間。首先必須將水分儘量瀝乾，在密閉的情況下急速冷凍。有些食材先經過加熱調理或是調味，可以避免解凍後的味道與口感打折扣，而且還能節省調理時間。

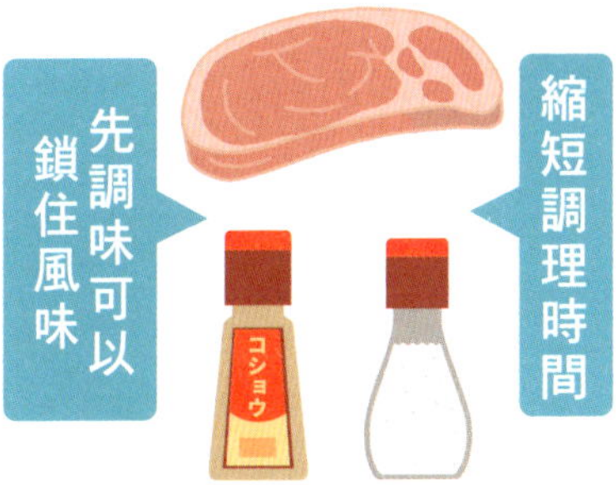

魚肉和肉類先調味再冷凍，要使用的時候可以節省時間。而且調味也能抑制食材的風味減退。

液體適合倒進製冰盒裡，分成小份量保存！

分成小包裝冷凍保存，可鎖住美味不流失

冷凍時的必備道具!?鋁盤是急速冷凍神器

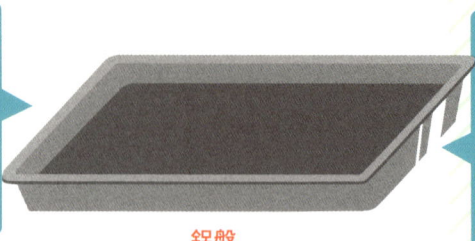

鋁盤

冷凍時使用鋁盤盛裝食材，可以急速冷凍，使食材保持良好的狀態。冷凍時別忘了包上保鮮膜。

小包裝保存的基本型態

用保鮮膜包成一小包

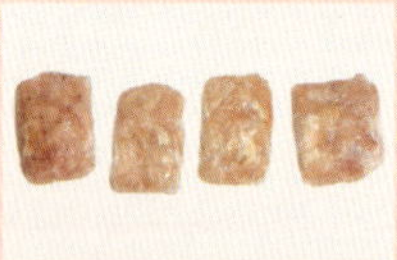

先用保鮮膜包成一小包，再裝入夾鏈袋是最標準的作法。

散裝冷凍

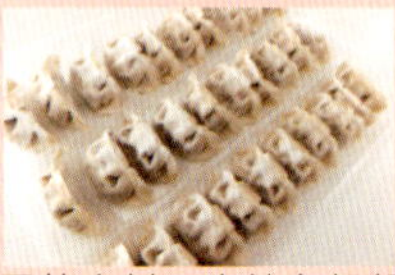

餃子等食材，先放在鋁盤上冷凍再包起來，可以避免彼此沾黏很方便。

裝入夾鏈袋冷凍

食材解凍後品質多少會下滑，所以分成小包裝冷凍是基本原則。形狀固定的食材先放在鋁盤冷凍後，可以放進夾鏈袋保存或是直接散裝保存。

雙重包裝更理想

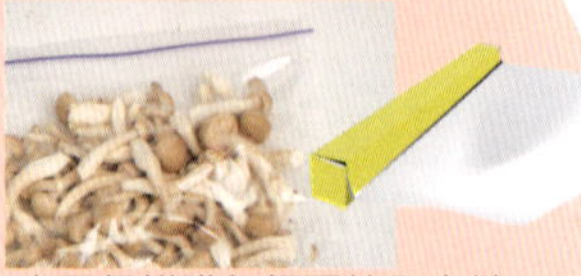

先用保鮮膜包好再放入夾鏈袋。多一層保護，對品質更有保障。

利用鋁盤盛裝食材也可縮短冷凍時間

只要掌握分裝的竅門，方便性立刻大幅提升

把大塊肉直接冷凍後，等到要使用的時候卻又來不及解凍，結果白白糟蹋食材……。為了避免這樣的悲劇發生，最好的解決方法就是先分裝再冷凍。除了最基本的保鮮膜和夾鏈袋，如果要冷凍形狀不容易維持的食材，可以先放在鋁盤上冷凍，結凍後再裝袋保存。只要拿出製冰盒，要冷凍液體也不成問題。包括羊栖菜、蘿蔔乾絲等都可以放進一格格的製冰盒，冷凍成冰磚後再放進夾鏈袋保存。

高湯、常備菜適合放進製冰盒冷凍保存

羊栖菜／蘿蔔乾絲／羅勒泥等

裝進夾鏈袋保存
把結凍的小菜和高湯從製冰盒拿出來，裝進夾鏈袋。

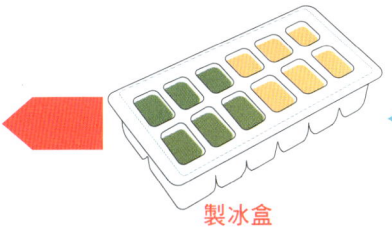

製冰盒
製冰盒很適合保存高湯、湯等液體，以及羊栖菜、蘿蔔乾絲等小菜。

各種食材的分裝技巧

雞胸肉、鮭魚

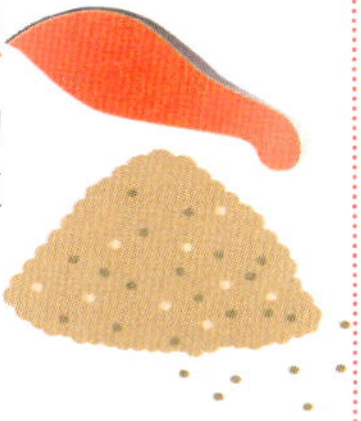

雞胸肉和鮭魚先切成片狀再冷凍，使用時更方便。

先切成片狀

絞肉、肉泥

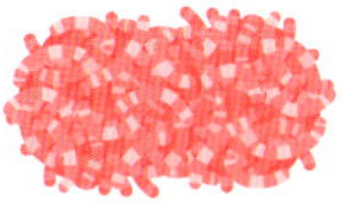

在包裝袋標示裁切線，方便每次只取下單次的用量。

在袋子上標一條線

米飯

米飯可以直接冷凍，但如果捏成飯糰再冷凍，等到肚子餓時，就很快有東西可以祭五臟廟了。

捏成飯糰

剩下的罐頭

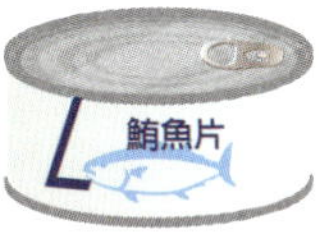

吃剩的罐頭不容易保存，但如果整罐放進夾鏈袋冷凍保存，有需要的時候就能拿出來應急很方便。

整罐放進夾鏈袋

不是所有的蔬菜都適合放冰箱

有些食材只能常溫保存，冷藏反而壞得快

有些蔬菜直接放進冰箱反而壞得快

蔬菜一般都是放在蔬果室冷藏，但有些蔬菜不適合冷藏，放進冰箱反而不耐放。小黃瓜、茄子、番茄、青椒等夏季蔬菜，都是生長在炎熱的夏季，所以處在寒冷的地方反而會一下子就變質。為了盡可能延長保存期限，最好的方法是放在通風的陰涼處。同樣的道理，熱帶水果最好以室溫保存，而不是放進冰箱。

夏季蔬菜冷藏反而不耐放

放蔬果冷藏室NG

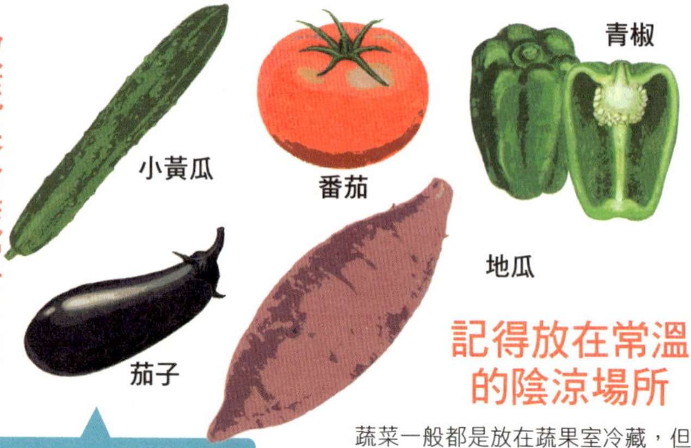

一般蔬菜如果超過25度就要放蔬果冷藏室

記得放在常溫的陰涼場所

蔬菜一般都是放在蔬果室冷藏，但有些蔬菜放了反而壞得快。最具代表性的有小黃瓜、番茄、茄子等夏季蔬菜。

注意冷藏會產生的斑塊

蔬菜在溫度過低的環境中，有時會發生表皮塌陷的情況。請留意冷藏的溫度是否過低。

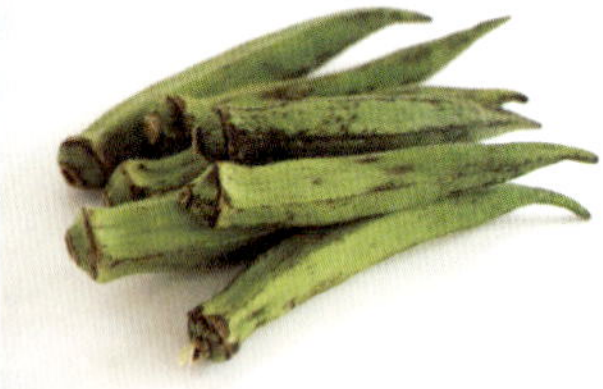

後熟水果放蔬果冷藏室NG

適溫是15~20度

室溫下變得更甜了

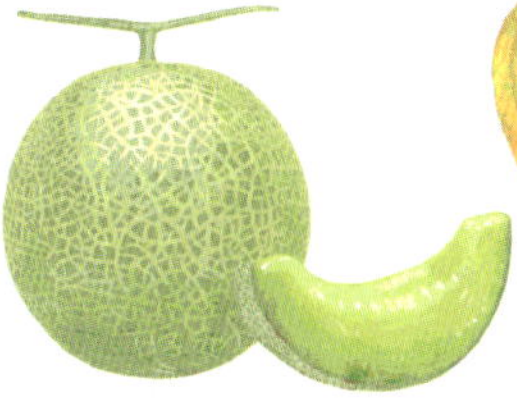

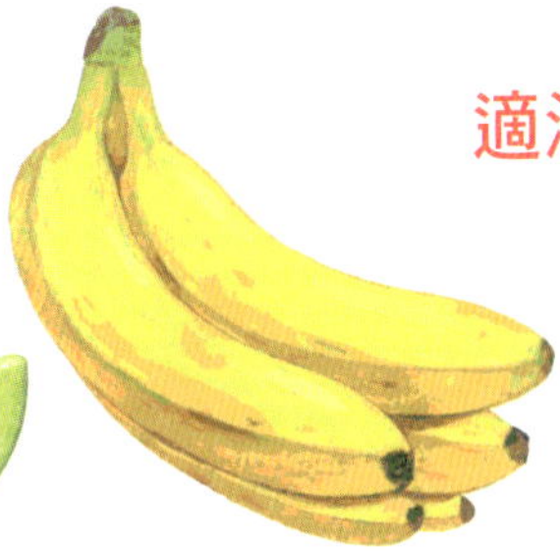

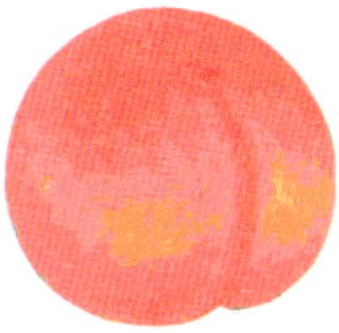

哈密瓜
有時候哈密瓜上面會有後熟的貼標，放在袋子裡可達到催熟的效果。

香蕉
冷藏反而會加速香蕉變質。宜置於常溫，熟成後再吃。

桃子
果肉仍然堅硬的桃子宜置於常溫，熟成變軟後再冷藏。

所謂後熟是什麼？

所謂的後熟，就是水果在收成後放置一段時間後，甜度增加，果肉也變得更柔軟的作用。

是這樣嗎？

放於通風良好的陰涼處

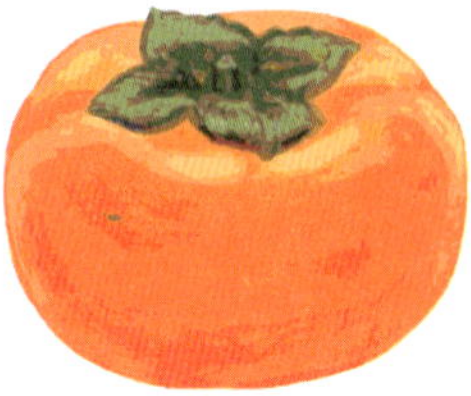

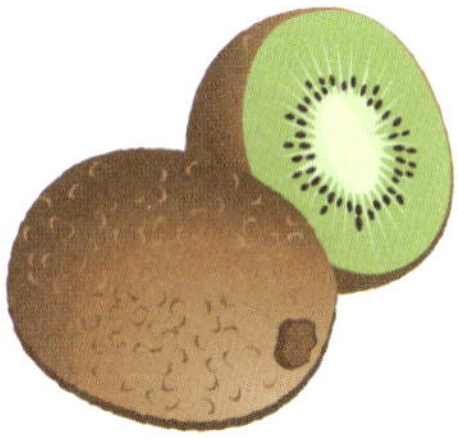

柿子
柿子可以冷藏，但建議先放在室溫保存，使其完全熟成才能享受更多的美味。

奇異果
很多人都習慣冷藏奇異果，但冷藏有可能會阻礙奇異果熟成。請避開日光直射的地方，放在室內保存。

催熟的技巧

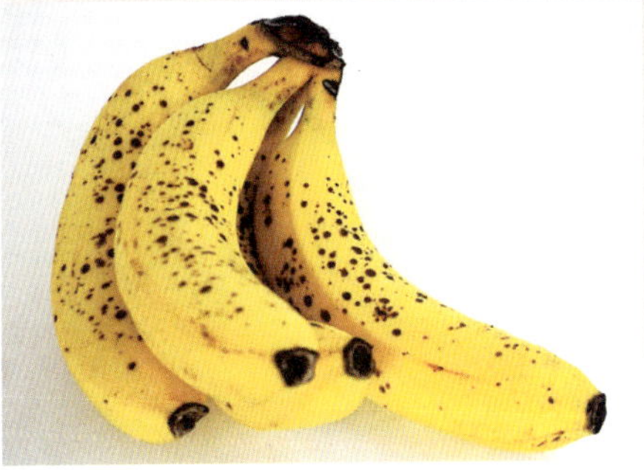

如果買來的水果還太硬無法食用，要想縮短熟成的時間，可以把水果和熟成的香蕉與蘋果放在一起。這麼做會產生乙烯，發揮催熟的效果。如果處於密封的狀況會熟得更快。

只要多一道功夫再冷凍

水煮、切碎、磨成泥等 快速調理冷凍蔬菜

冷凍前只要多一道步驟就能縮短料理時間

可以不必解凍直接使用

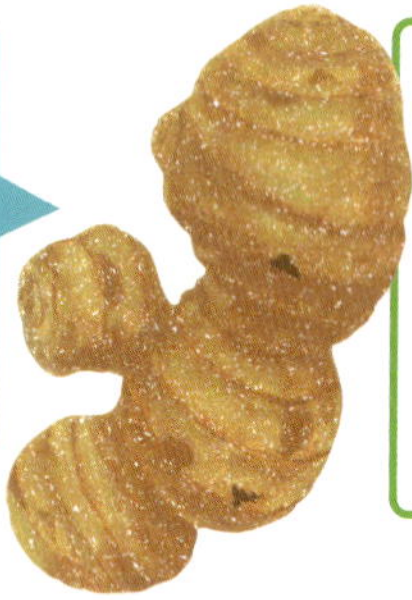

切片、磨成泥

生薑

使用冷凍薑泥入菜或調味都很方便。

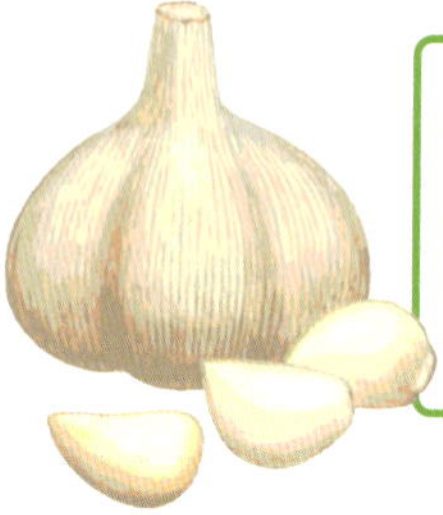

切成末、切成薄片

大蒜

大蒜切碎後會產生帶有辣味的大蒜素。除了可發揮殺菌作用與改善血液循環，料理時也很方便。

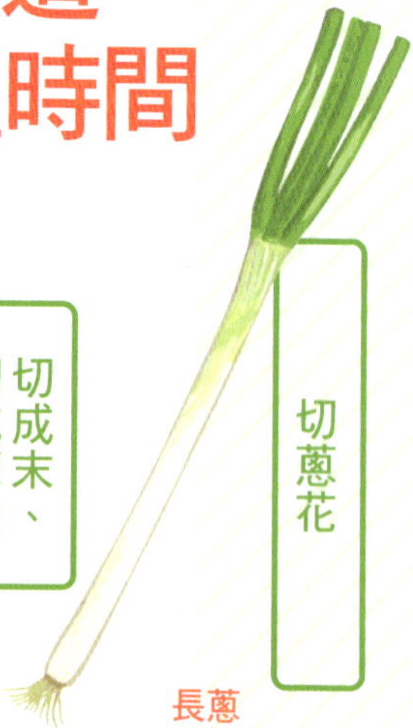

切蔥花

長蔥

先切成蔥花再冷凍，可以不必解凍就直接爆香。

當你很餓時即食薯條

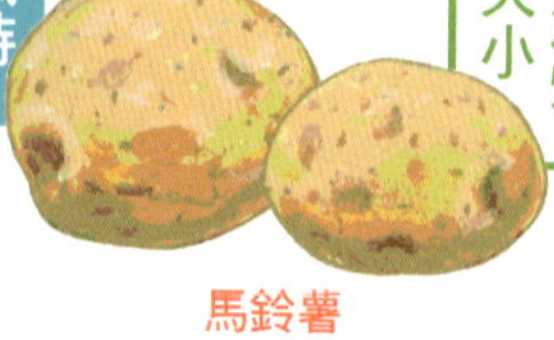

切成方便油炸的一口大小

馬鈴薯

先把馬鈴薯切成一口大小，就可以放入常溫的油鍋，直接油炸。

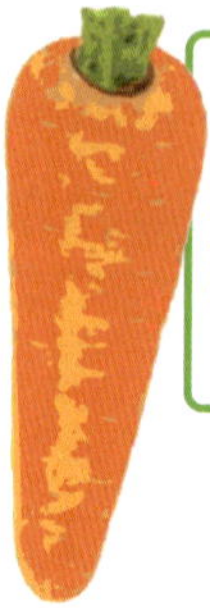

切絲，方便做成沙拉

紅蘿蔔

切絲再冷凍，不論要煮要炒都很方便。

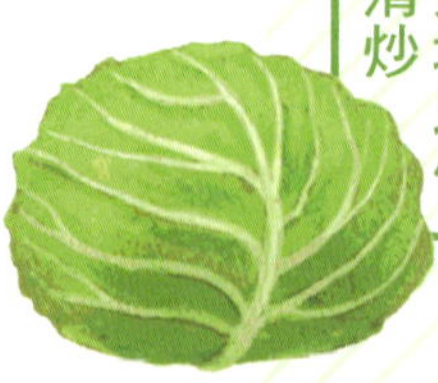

切成大塊以便清炒

高麗菜

切成大塊可以長期保存，適合炒食。

最好先水煮再冷凍的食材

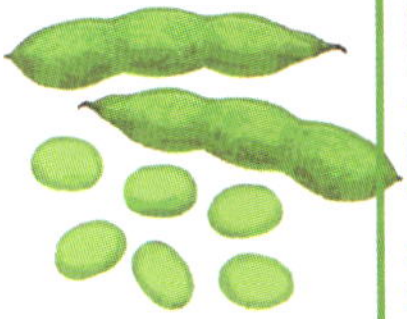

簡單的下酒菜

毛豆

水煮毛豆只要退冰後就可以吃了。

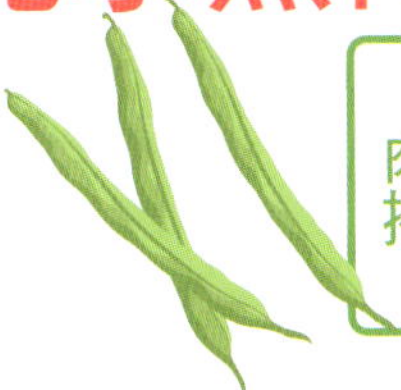

拌炒、肉捲

四季豆

四季豆無需解凍就能下鍋拌炒，也適合解凍後做成涼拌菜。

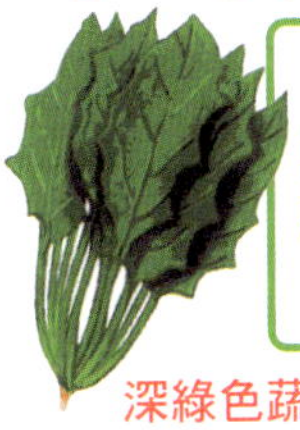

涼拌、拌炒

深綠色蔬菜
（菠菜、小松菜等）

快速炒過就可以上桌的優秀食材。

稍微調理就可上桌的黃綠色蔬菜

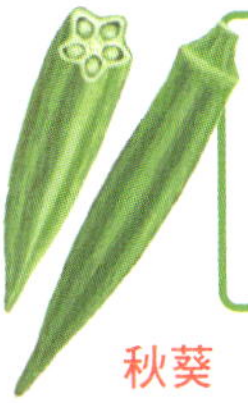

涼拌菜

秋葵

退冰後可以直接做成涼拌菜或冷食。

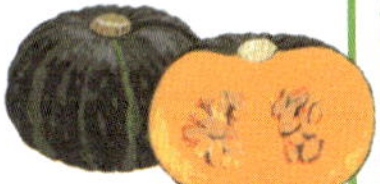

打成泥做成濃湯

南瓜

水煮後搗成泥再冷凍，解凍後可做成濃湯或沙拉。

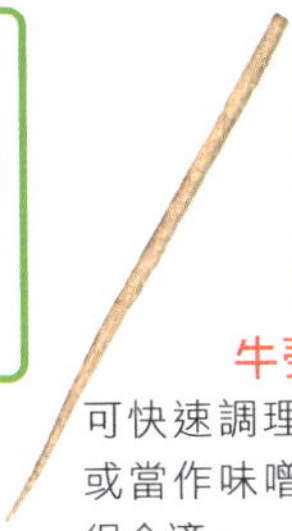

切成絲再燉煮

牛蒡

可快速調理，不論燉煮或當作味噌湯的配料都很合適。

下酒菜或再加道菜

自製冷凍蔬菜

混合上述的蔬菜冷凍起來，就是自家獨一無二的冷凍蔬菜。市售的冷凍蔬菜，缺點是營養價值偏低。自製的優點是可以挑選自己喜歡的蔬菜，而且營養價值更高。

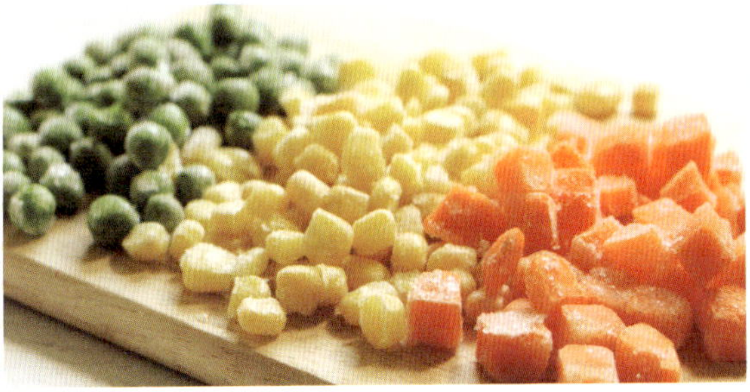

有些蔬菜適合直接冷凍，有些適合先水煮再冷凍

並不是所有的食材都適合原封不動的冷凍保存，有些食材適合在生的狀態下先切成小塊再冷凍，也有些食材適合先水煮再冷凍。

基本上，只有在生的狀態下直接冷凍反而容易變質的食材才必須先水煮。例如先把馬鈴薯磨成泥再冷凍，使用上不但方便，而且也不太會變質。

可以直接冷凍的長蔥，最好先切成蔥花；大蒜、生薑等先切片或磨成泥再冷凍保存，不但便於調理，而且也能攝取到完整的營養。

冷凍會濃縮番茄、

營養價值反而因冷凍而提高的蔬菜

冷凍會破壞番茄的細胞，釋出鮮味

也有豐富的茄紅素喔

細胞壁在冷凍後被破壞，使鮮味成分更容易為人體吸收的代表性蔬菜就是番茄。

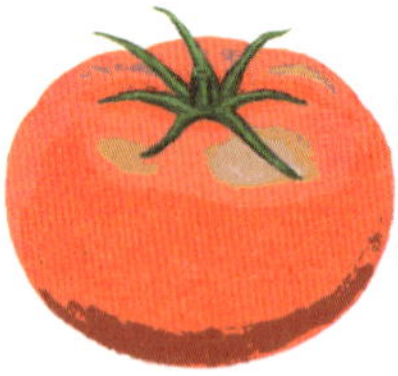

冷凍番茄

麩胺酸

冷凍

麩胺酸會從細胞釋出，變得容易為人體吸收。

出處：青森縣產業技術中心工業綜合研究所

細胞壁被破壞後，釋出鮮味

冷凍後變得更美味

菇類的鮮味成分

麩胺酸
鳥苷酸
天門冬胺酸

菇類含有3大鮮味成分中的麩胺酸與鳥苷酸。如果要熬高湯，想要找到比菇類更好的食材實在不多。

冷凍後鮮味提升

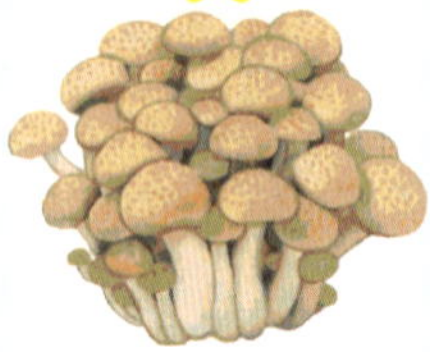

菇類

菇類的鮮味成分在冷凍後會增加。

冷凍鴻禧菇的減重成分UP

鴻禧菇含有一種名為鴻禧菇亞油酸的成分，可降低內臟脂肪。搗碎後加熱，再冷凍保存，可以攝取到完整的營養。

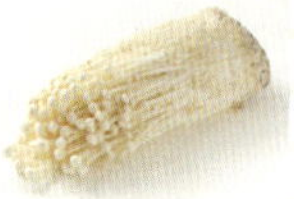

鮮味成分經冷凍後變得更容易被人體攝取

菇類和番茄含有多種鮮味成分，所以經常用來煮湯或當作高湯的材料。番茄和菇類都含有的麩胺酸，以及菇類含有的鳥苷酸與天門冬胺酸，都會因為細胞在冷凍後被破壞而變得更容易為人體吸收。天門冬胺酸能夠將身為疲勞物質的乳酸轉換為能量，發揮消除疲勞的效果。

麩胺酸並非單純的鮮味成分，還可發揮解毒作用，分解有害的氨，以及發揮活化腦部的作用。鳥苷酸具備清血的作用。

菇類的鮮味

可以靠冷凍鎖住營養的食材

冷凍後，維生素C、芸香苷、紅蘿蔔素都增加了！

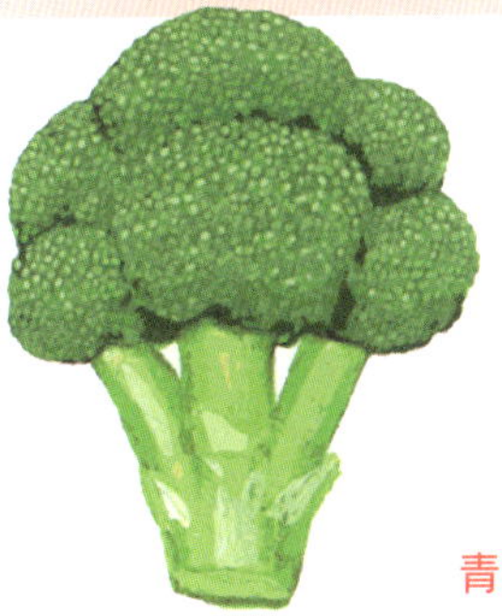

青花菜

據說冷凍青花菜即使經過加熱也不會流失維生素C。

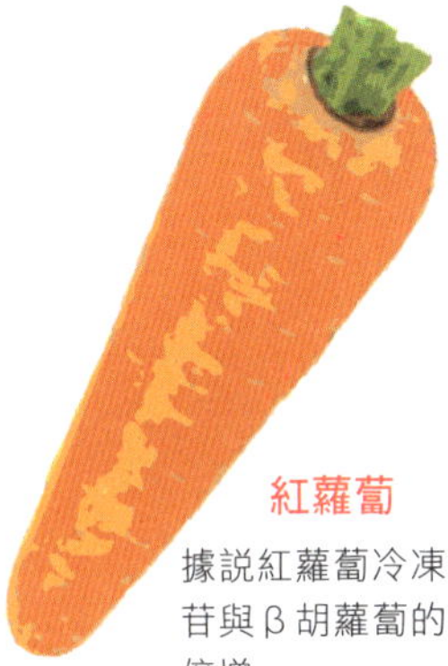

紅蘿蔔

據說紅蘿蔔冷凍後，芸香苷與β胡蘿蔔的含量都會倍增。

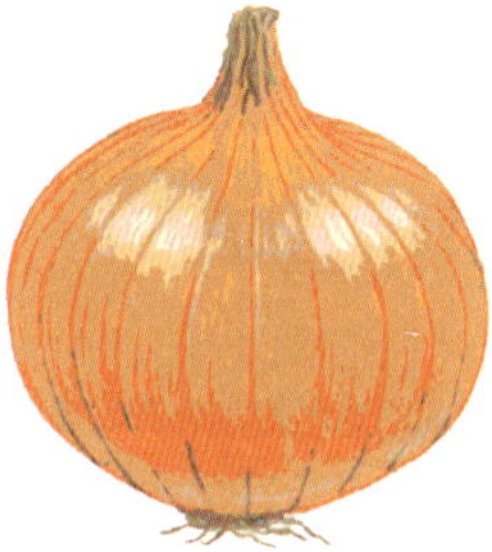

洋蔥

洋蔥的纖維在冷凍後會被破壞，使其成分更容易為人體吸收。

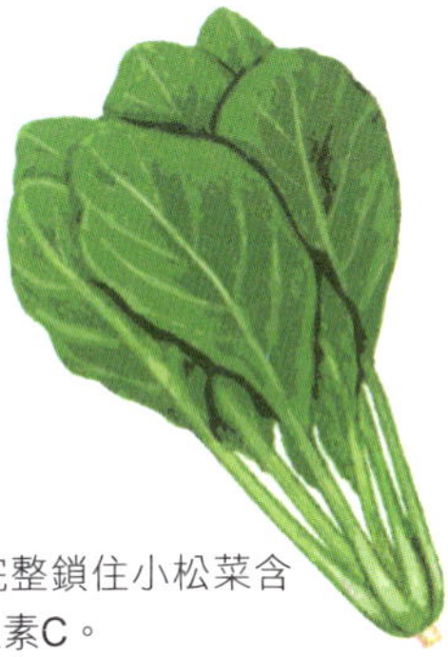

小松菜

冷凍能完整鎖住小松菜含有的維生素C。

青椒不討喜的苦味在冷凍後也會消失!?

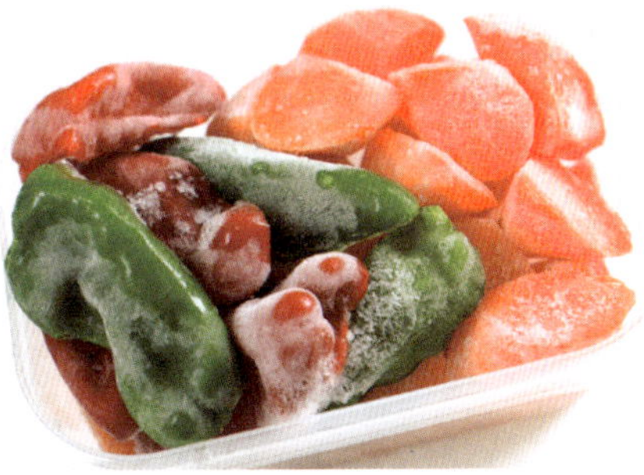

青椒冷凍後，原本不討喜的苦味會變得較不明顯。如果孩子因為「怕吃苦」而抗拒青椒，或許可以讓他試試冷凍青椒。雖然冷凍後口感也變得有些不同，但苦味確實減少了。

味道和口感都變得煥然一新

蛋和豆腐冷凍後會變得更美味!?

冷凍後，好像變成另一種食材

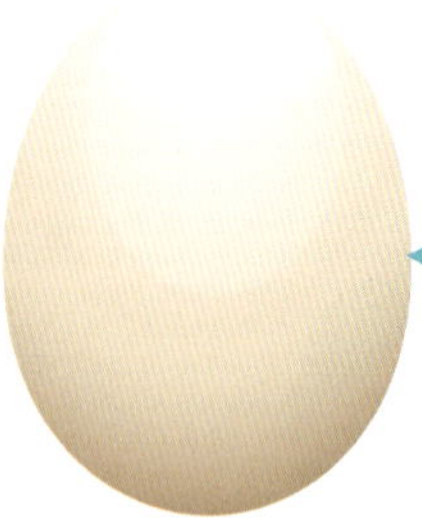
連殼一起冷凍

蛋
帶殼的生蛋冷凍後，蛋黃會變得很黏稠，使口感出現變化。

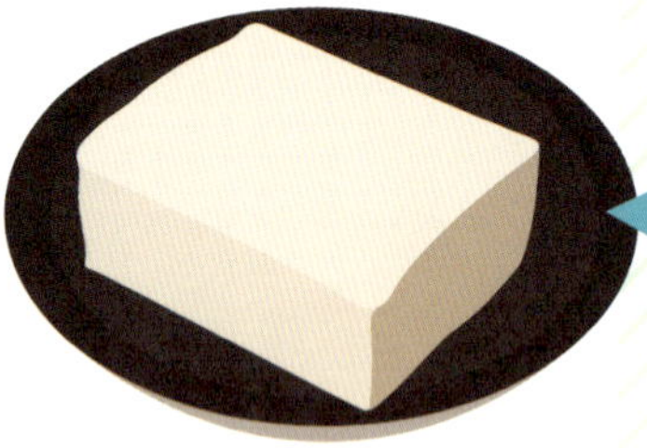
冷凍後吃起來好像肉!?

豆腐
冷凍後會變成海綿狀，口感和肉很像。

只要一顆蛋就能煎出兩顆荷包蛋！

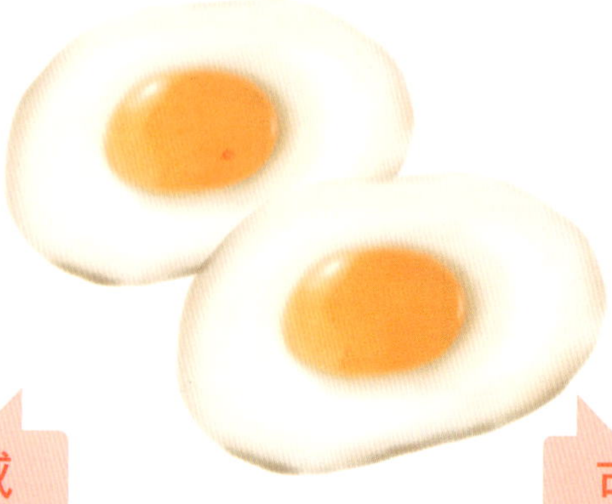
蛋黃變得很黏稠
放進醬油醃漬也很美味
黏稠的口感叫人欲罷不能
可以控制蛋的攝取量

蛋冷凍後黏度大增，用菜刀一切就可以一分為二。

凍豆腐吃起來像植物肉

變成更容易入味的海綿狀

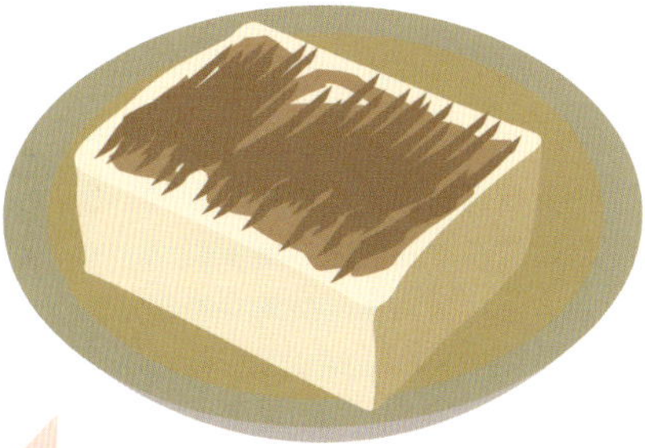

素炸雞
素雞肉鬆蓋飯
燉煮

大豆蛋白質美味新吃法

素豆腐排
豆腐冷凍後吃起來的口感和肉類很像。

美味且保存較久

水煮蛋冷凍NG

生蛋冷凍後，口感會變得截然不同，但水煮蛋蛋白會變得軟爛，所以不適合冷凍。

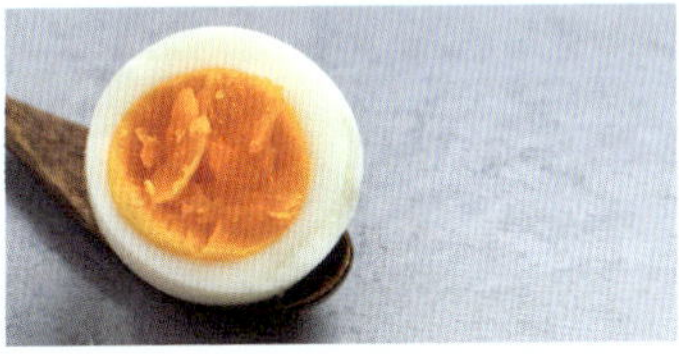

什麼是植物肉？

植物肉以黃豆為原料，是一種將黃豆絞碎後，做成像絞肉和肉片的食材。除了富含蛋白質，也攝取得到膳食纖維，是很健康的替代性食材。

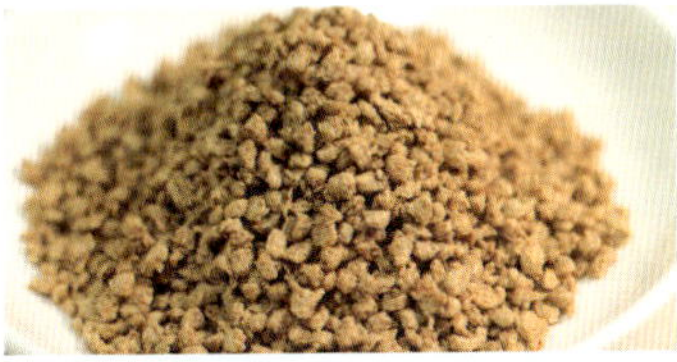

豆腐的口感會變得像肉，蛋會變得很黏稠！

有些食材冷凍後口感會產生變化，甚至會別有一番滋味。

豆腐冷凍後會變得很像海綿，如果烤過再調味，吃起來相當美味。

生蛋冷凍後，蛋黃會變得很黏稠，甚至可以用刀子切成兩半。好處是一顆蛋可以分成兩半，煎成兩顆荷包蛋。而且用冷凍過的蛋製作生蛋拌飯，吃起來別有一番滋味。

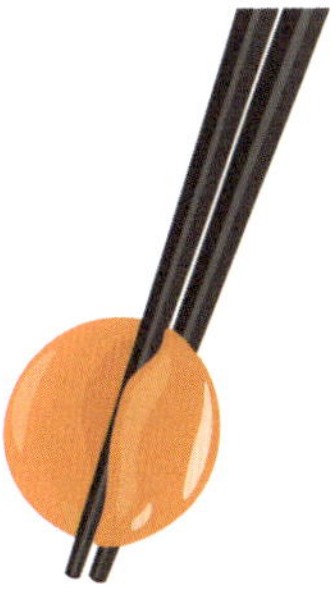

和水果一樣，很適合冷凍的

冷凍反而更方便？

冷凍納豆

冷凍納豆可長期保存

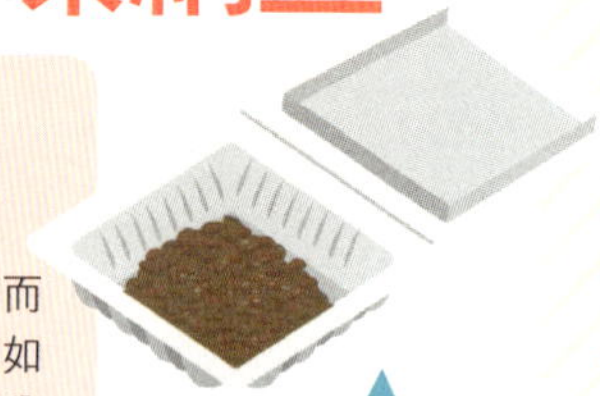

納豆冷凍OK

盒裝納豆可以直接冷凍，而且品質也不會明顯下降。如果一次多買幾盒，有一部分可以直接冷凍。

整盒冷凍的保存期限可延長為原來的3倍

納豆一次可以多買一點

冷凍酪梨

冷凍就不必擔心酪梨會過熟了

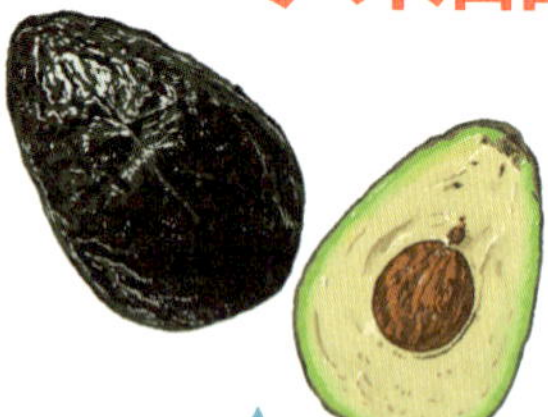

用保鮮膜包起來就不會讓營養流失了

買來的酪梨不要浪費了

酪梨即使冷藏還是很容易過熟，其實酪梨也可以冷凍保存。切成片或整顆用保鮮膜包起來再冷凍，就可以保存很長的時間。

冷凍起來，隨時享受酪梨的美味

納豆、酪梨都是意想不到的可「凍」之材

有些食材讓人難以想像可以放進冷凍庫保存，但其實很適合冷凍。例如納豆就是最具代表性的食材。納豆即使冷凍也不會變質，甚至還有解凍時，會促成納豆菌變得更活躍的優點。

買酪梨的問題是常常放到過熟，但其實它也是適合冷凍保存的食材。等到酪梨可以吃了，建議把沒吃完的部分切成適當大小，放進冷凍庫保存。

納豆、酪梨、優格

冷凍優格

冷凍優格

優格的賞味期限並不是特別短，但也是可以直接冷凍的食材。不過原味優格冷凍後會乳清分離，不適合冷凍。

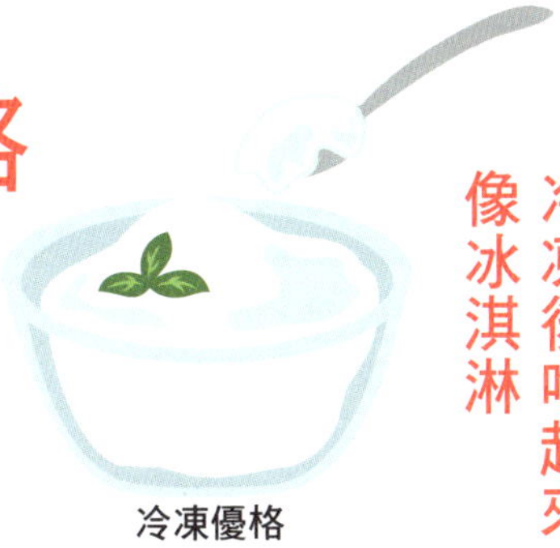

冷凍後吃起來像冰淇淋

建議選擇加了砂糖的種類才不會乳清分離。

和水果一起冷凍就是甜點了

可當甜點的冷凍水果

冷凍水果是對健康無負擔的點心

鳳梨

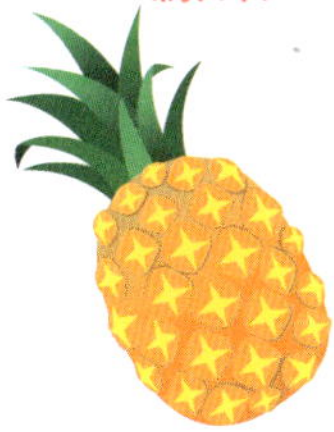

鳳梨先切塊再冷凍，會是夏天大受歡迎的點心。

藍莓

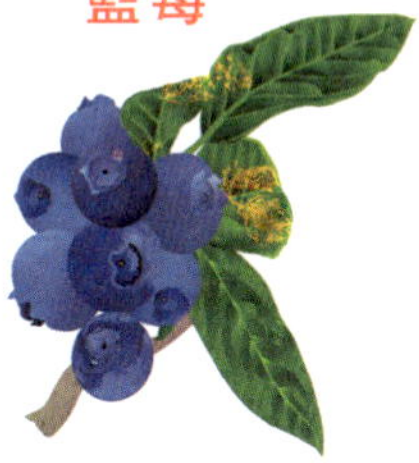

放進冷凍庫備用，等到想吃點心的時候，隨時都有冷凍藍莓。

奇異果

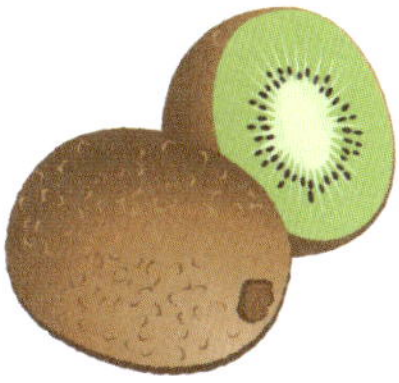

先切塊再冷凍，就可以搭配其他水果一起做成甜點。

葡萄

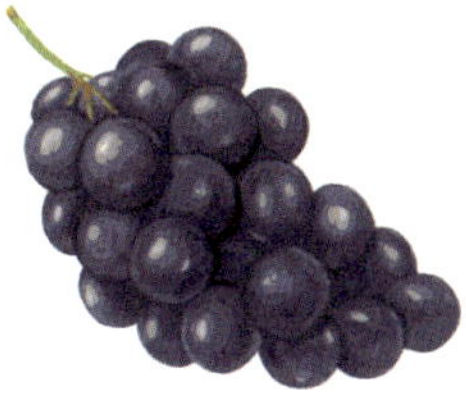

冷凍的好處是解凍時只要沖水就能輕易剝皮，做成葡萄冰沙也非常美味。

富含可提升肝功能的鳥胺酸

蜆仔冷凍後營養價值會提升

冷凍後鳥胺酸的含量會增加 可有效維護肝臟的健康

含於蜆仔的鳥胺酸，身負改善肝功能的重責大任。喝酒、壓力、暴飲暴飲都是造成肝功能衰退的元凶，一旦肝臟出問題會感到異常疲倦。值得注意的是，當鳥胺酸以-4℃冷凍保存時，含量會暴增為8倍。花時間慢慢冷凍，增加的效果更好。完成前置處理後，請用報紙或廚房紙巾把蜆仔包起來，冷凍保存。

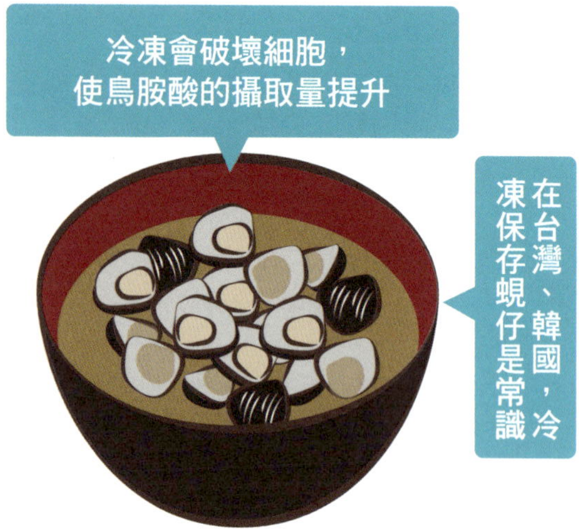
冷凍會破壞細胞，
使鳥胺酸的攝取量提升
在台灣、韓國，冷凍保存蜆仔是常識

冷凍蜆仔的小知識

蜆仔富含鳥胺酸，冷凍後更容易釋出其鮮味成分。

促進氨的解毒作用
改善肝功能
消除疲勞
鳥胺酸的作用

鳥胺酸可促進氨的解毒作用，並改善肝功能與消除疲勞。

貝類的冷凍保存步驟

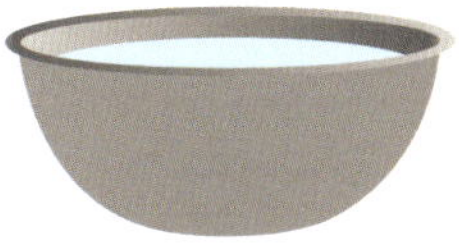

放置4小時吐沙

貝類在冷凍後會死亡，所以在放進冷凍庫之前，必須把它浸泡在濃度為0.5%的鹽水，使其吐沙。順帶一提，如果是海瓜子，鹽分的濃度要調整為3%。

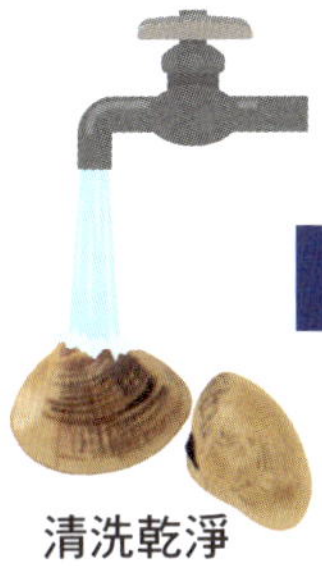

清洗乾淨

吐沙後徹底清洗乾淨。

冷凍

蜆仔的營養價值變得更高了。

肝臟不適時容易覺得疲勞？

肝臟

飲食過量

運動不足

飲酒過量

沉重的精神壓力

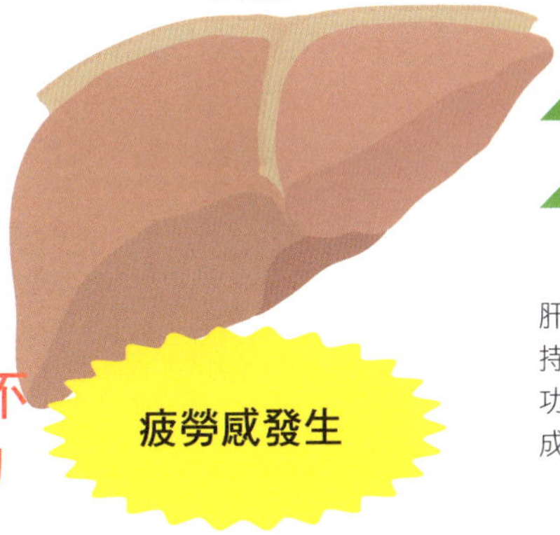

肝臟健康的人不知疲倦為何物

肝臟很容易被現代人普遍抱持著各種壓力所擊垮，導致功能失調。肝功能衰退會造成慢性疲勞。

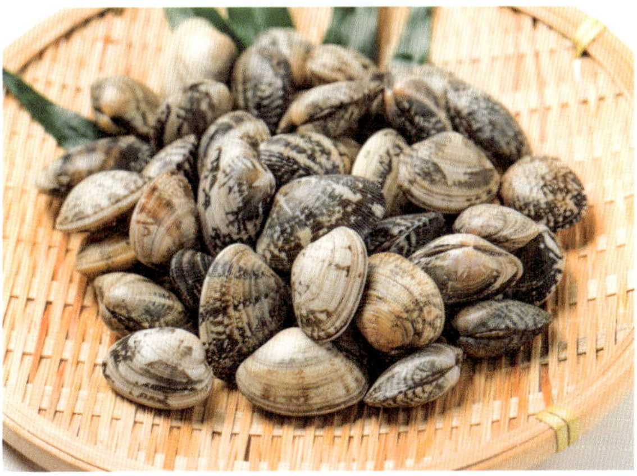

海瓜子、蛤蜊的鮮味經冷凍後也會提升

不只有蜆仔，冷凍也會濃縮海瓜子和蛤蜊的鮮味。和放置於常溫相比，貝類的鮮味在冷凍後都會增加。

只要改變調味就能通通吃光

剩菜變身冷凍術

漢堡排大變身　燉煮漢堡排

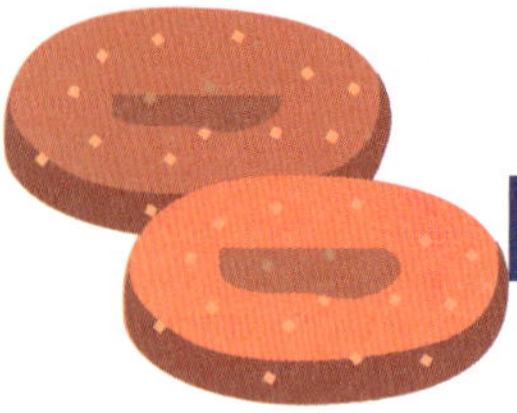

漢堡排

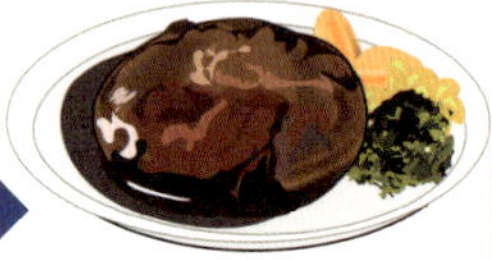

→ 冷凍 → 享受不同的口味

燉煮漢堡排

剩下的漢堡排，可以先和醬汁一起做成燉煮漢堡排再冷凍。下次就可以嘗到不同口味的漢堡排。

義大利麵大變身　先裹上醬汁再冷凍

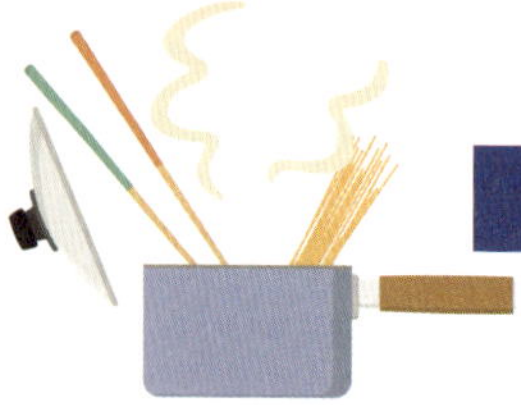

義大利麵

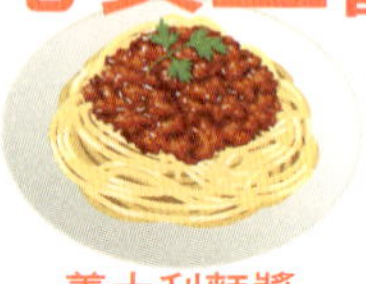

→ 冷凍 → 當作便當＋配菜剛剛好

義大利麵醬

義大利麵條可以直接冷凍，但如果先調味，解凍後就可以用來帶便當或是當作配菜很方便。

冷凍前先變裝　就不怕吃膩了

如何妥善運用剩下的食材，也是保存食材時的一大課題。畢竟如果直接把食材往冷凍庫一丟，往往只是讓食材待在裡面「永眠」，或者等到某天終於想起來，拿出來也早已經過期。

義大利麵條只要先以番茄醬與胡椒鹽簡單調味再冷凍，等到解凍時就會發現這麼做真是「明智之舉」。如果要冷凍漢堡排，建議先以奶油燉菜或義大利麵的醬汁煮過調味。應該很快就會吃完，根本不會有放到過期的問題。最後建議各位選購肉類時，最好以冷凍保存為前提，選擇方便自己料理的部位和形狀，而不是看著吃剩的肉，苦惱著該如何保存。

培根易容術

蔬菜肉捲

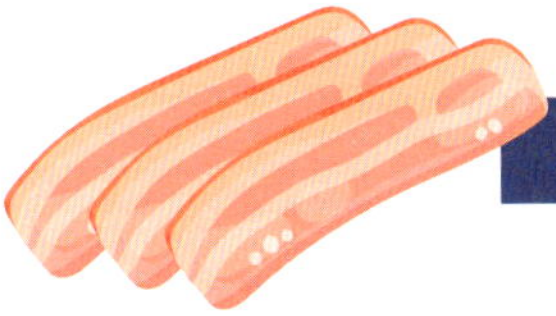

培根

蔬菜肉捲

冷凍

用途很廣，可以帶便當或當下酒菜

用培根或切得很薄的肉片將蘆筍或紅蘿蔔捲起做成肉捲再冷凍，解凍後就是一道可快速完成的料理。

雞肉、豬肉、魚排大變身／醃好的肉、魚

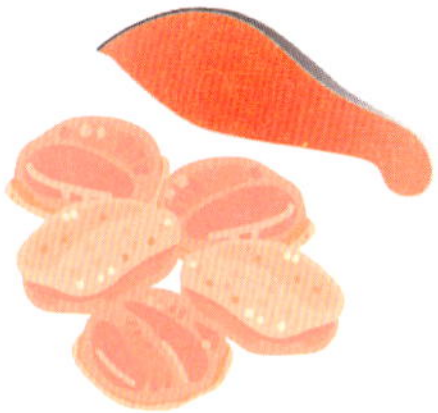

肉和魚

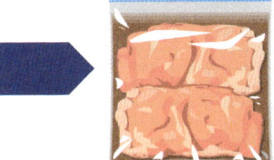

醃漬醬汁

冷凍

可快速完成炸雞塊、炒肉片

不論是雞肉、豬肉或切好的魚塊，很多人都習慣分裝後直接放進冷凍庫。其實，如果先用醬油和味醂醃起來，不論之後要炒肉片還是炸雞塊都會省事很多。

吃剩的咖哩不是只能做成咖哩烏龍麵

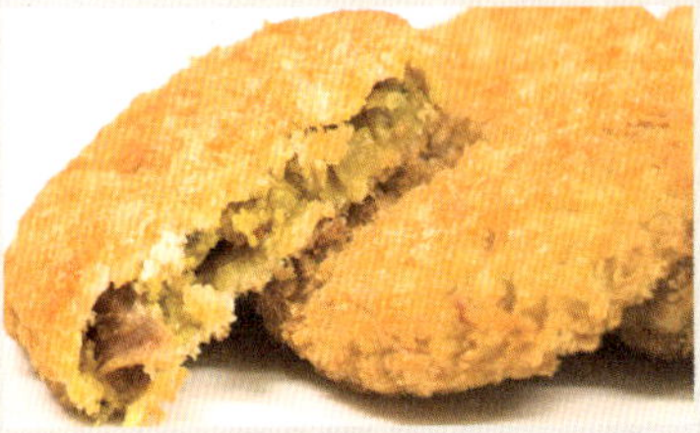

咖哩可樂餅

只要加入水煮馬鈴薯泥就是美味的可樂餅。只要花點工夫就能讓食材華麗變身，輕鬆享受美味。

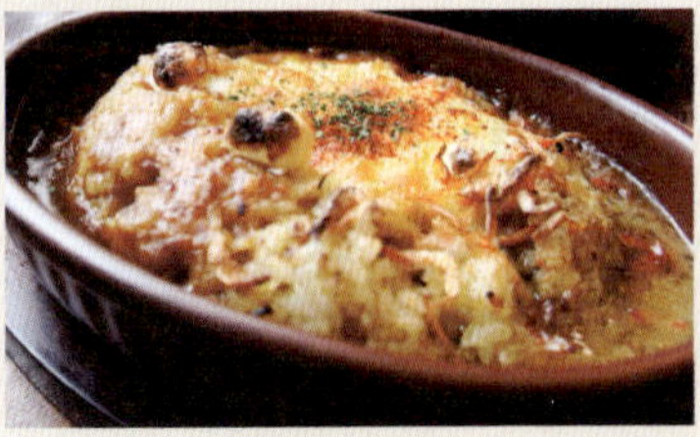

咖哩焗烤飯

咖哩烏龍麵雖然也很美味，但只要把咖哩飯裝入耐熱器皿，再撒上起司送進烤箱就是速成的焗烤飯。

乾燥保存才是最強的常備食品？

乾燥蔬菜、乾香菇的營養因乾燥保存而水漲船高

營養價值增加，又可長期保存的零負評食品

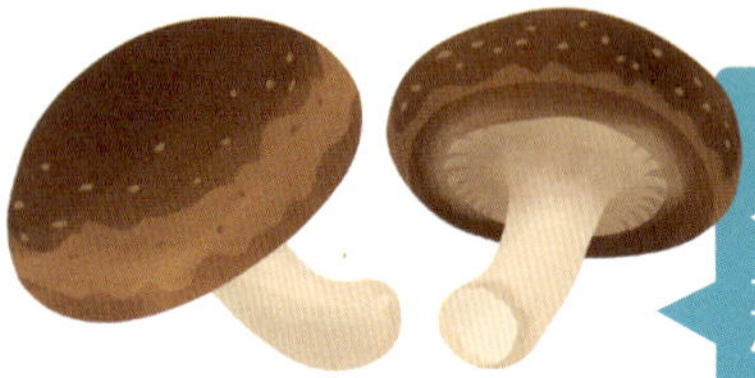

維生素D含量倍增

香菇

和生鮮香菇相比，乾香菇的維生素D含量倍增。

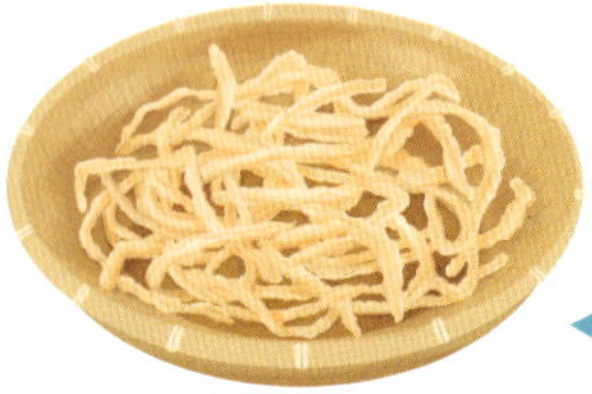

鈣含量增加20倍

乾蘿蔔絲

和生鮮狀態相比，乾蘿蔔絲的鈣質與膳食纖維含量都大幅提升。

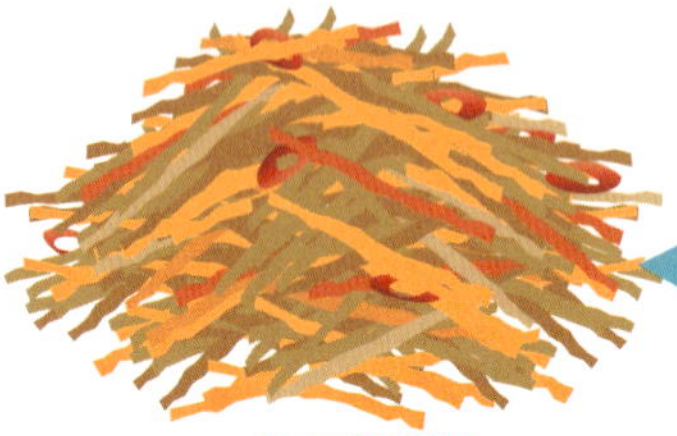

用於金平和沙拉

乾紅蘿蔔絲

紅蘿蔔也是乾燥後營養價值會提高的食材，而且可以長期保存很方便。

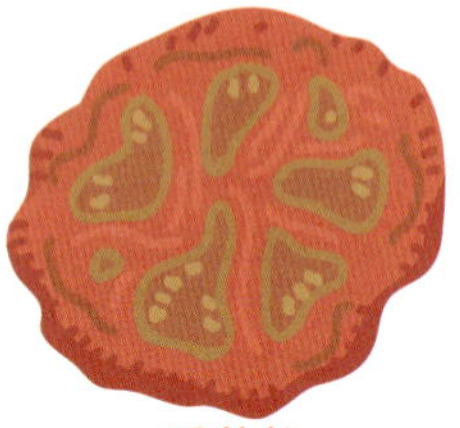

披薩和義大利麵中的維生素C加倍

番茄乾

曬乾的番茄不只保存的時間更長，在製作義大利麵和披薩時也能快速派上用場。而且茄紅素的含量也提高了。

乾燥後營養價值增加好幾倍的食材

有些食材的營養素是經過冷凍後大增，但也有些食材含有的營養素經過乾燥或曬乾後暴增。

香菇、蘿蔔、番茄等食材經曬乾濃縮後，維生素、鐵質以及鈣質等礦物質都會變得更容易為人體攝取。和果乾等食材一樣，營養價值較生鮮狀態提高，保存時間也延長了。所以，乾燥保存是最有效率的攝取方式，也能夠避免浪費。

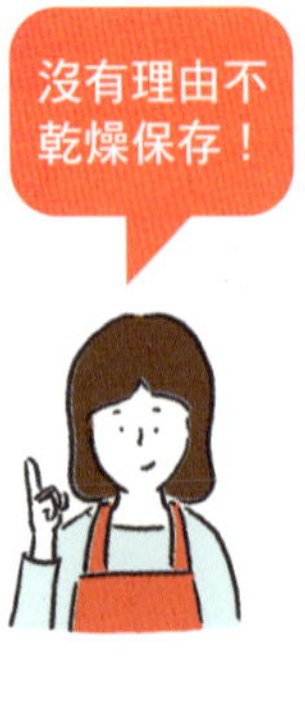

果乾=膳食纖維+醣類的絕佳組合

果乾是富含膳食纖維的醣類源，稱得上是健康點心。營養豐富，是生鮮水果的好幾倍，能夠更有效率地攝取營養。

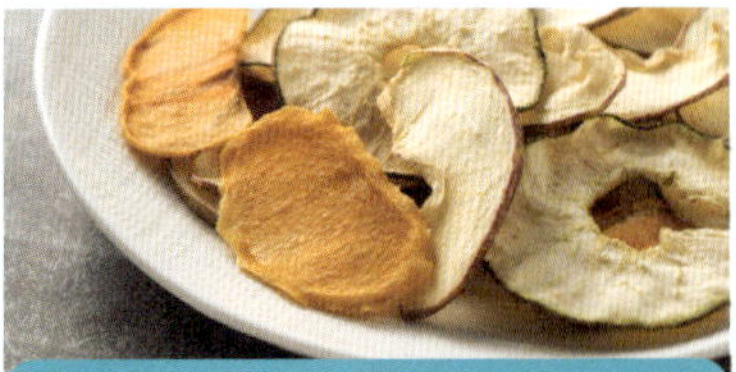

濃縮了各種礦物質

魚乾的營養價值

說到乾燥保存的食材，最具代表性的應該是魚乾吧。曬太陽會使魚肉中的胺基酸增加，其他營養素也會增加。鮮味經過濃縮，比直接吃更加美味！

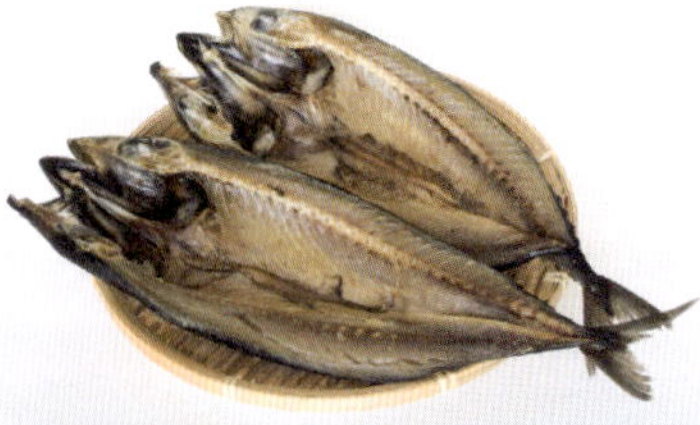

胺基酸增加

適合做成果乾的水果

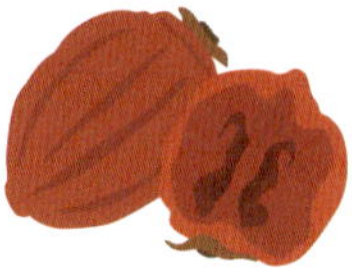

柿餅

柿餅是把澀柿子曬乾後製成的果乾，在日本歷史悠久。營養價值非常高，富含β胡蘿蔔素。

有效攝取β胡蘿蔔素和膳食纖維

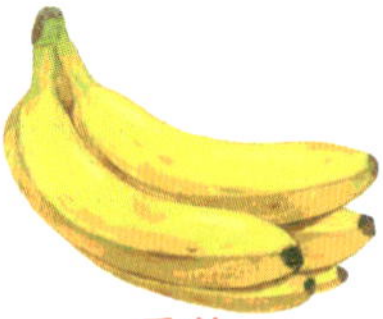

香蕉

香蕉不耐放，但只要切片曬乾就是香蕉片了。

當點心再適合不過

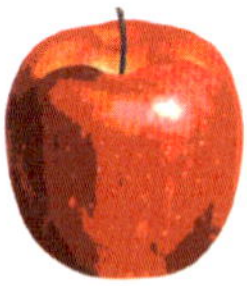

蘋果

蘋果直接吃就很美味，但切片乾燥後就是很健康的零嘴。

便於攝取膳食纖維

米糠醬菜的驚人營養

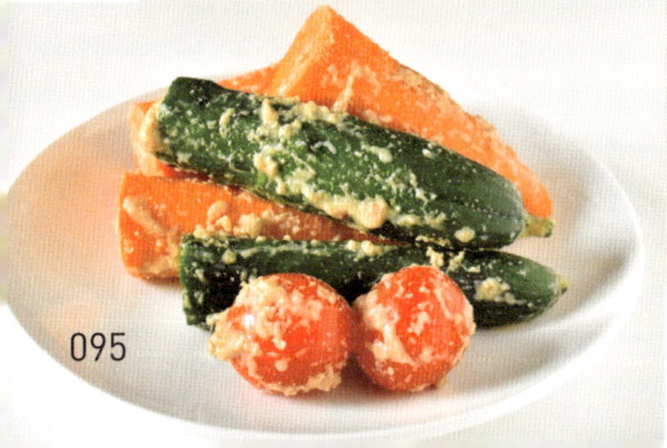

米糠醬菜是日本傳統飲食的代表之一，是一種能夠把蔬菜的營養提升好幾倍的健康食品。尤其是維生素B1的含量，據說會暴增到10倍以上，而各種維生素的含量之高，完全不是生鮮蔬菜可以比擬。另一項強項是其中含有的乳酸菌與酵母能發揮顯著的健康效果。

參考文獻

『栄養素の話』(監修・牧野直子／日本文芸社)、『冷凍・冷蔵がよくわかる食材保存の大事典』(監修・牧野直子／池田書店)、『冷凍保存のきほん』(著者・牧野直子／主婦の友社)、『世界一やさしい! 栄養素図鑑』(監修・牧野直子、イラスト・松本麻希／新星出版社)、『知って驚くファイトケミカル健康野菜大全』(著者・牧野直子、石原結實／KADOKAWA)、『内臓脂肪もスッキリ落ちる やせる! 糖質オフ決定版』(著者・牧野直子、監修・前川智／永岡書店)、『糖質早わかり』(著者・牧野直子／女子栄養大学出版部)、『はじめてママ&パパの子どもの栄養』(監修・深津章子、牧野直子／主婦の友社)、『塩分早わかり』(著者・牧野直子／女子栄養大学出版部)、『子どもがダイエットに一生悩まなくなる食事法』(著者・牧野直子／KADOKAWA)、『その調理、9割の栄養捨ててます!』(監修・東京慈恵会医科大学附属病院／世界文化社)、『最強の野菜スープ』(著者・前田浩／マキノ出版)日本調理科学大会研究発表要旨集「冷凍処理がトマトとピーマンの味と物性に及ぼす影響」、論文「食生活におけるえのき氷の利用効果(2012年)」(宮澤紀子、吉本博明、市村昌紀、土屋千代栄、江口文陽／日本木材学会)、Prof. Graham Bonwick Dr. Catherine S. Birch「Antioxidants in Fresh and Frozen Fruit and Vegetables: Impact Study of Varying Storage Conditions. 」(2013 Leatherhead Food Research)

國家圖書館出版品預行編目資料

你想知道的食材與營養知識：從食物的效能到最強調理法,讓營養價值不流失的營養素新常識! / 牧野直子著 ; 藍嘉楹譯. -- 初版. -- 臺中市 : 晨星出版有限公司, 2025.02
面 ;　公分. --（知的! ; 233）
譯自 : 食材と栄養素の話
ISBN 978-626-420-018-9（平裝）
1.CST: 營養學 2.CST: 健康飲食 3.CST: 健康法

411.3　　113018477

知的！233

你想知道的食材與營養知識：從食物的效能到最強調理法，讓營養價值不流失的營養素新常識！

食材と栄養素の話

作者	牧野直子
插畫	まつしまゆうこ、ぷーたく
內文圖版	別府拓、村上森花（Q.design）
譯者	藍嘉楹
編輯	吳雨書
封面設計	ivy_design
美術設計	曾麗香
創辦人	陳銘民
發行所	晨星出版有限公司 407台中市西屯區工業區30路1號1樓 TEL：（04）23595820　FAX：（04）23550581 http://star.morningstar.com.tw 行政院新聞局局版台業字第2500號
法律顧問	陳思成律師
初版	西元2025年2月15日　初版1刷
讀者服務專線	TEL：（02）23672044 /（04）23595819#212
讀者傳真專線	FAX：（02）23635741 /（04）23595493
讀者專用信箱	service @morningstar.com.tw
網路書店	http://www.morningstar.com.tw
郵政劃撥	15060393（知己圖書股份有限公司）
印刷	上好印刷股份有限公司

掃描QR code填回函，
成爲晨星網路書店會員，
即送「晨星網路書店Ecoupon優惠券」
一張，同時享有購書優惠。

定價290元

ISBN 978-626-420-018-9